Betsy Joseph
Subhash Narayanan

Técnicas de espetroscopia ótica no tratamento da periodontite

Betsy Joseph
Subhash Narayanan

Técnicas de espetroscopia ótica no tratamento da periodontite

ScienciaScripts

Imprint
Any brand names and product names mentioned in this book are subject to trademark, brand or patent protection and are trademarks or registered trademarks of their respective holders. The use of brand names, product names, common names, trade names, product descriptions etc. even without a particular marking in this work is in no way to be construed to mean that such names may be regarded as unrestricted in respect of trademark and brand protection legislation and could thus be used by anyone.

Cover image: www.ingimage.com

This book is a translation from the original published under ISBN 978-3-659-80759-6.

Publisher:
Sciencia Scripts
is a trademark of
Dodo Books Indian Ocean Ltd. and OmniScriptum S.R.L publishing group

120 High Road, East Finchley, London, N2 9ED, United Kingdom
Str. Armeneasca 28/1, office 1, Chisinau MD-2012, Republic of Moldova, Europe
Printed at: see last page
ISBN: 978-620-8-09875-9

ÍNDICE

AGRADECIMENTOS

Curvo-me perante Deus Todo-Poderoso que faz todas as coisas belas no seu tempo...

Olhando para trás, apercebo-me de que fui abençoado com muitas pessoas boas que me apoiaram e encorajaram ao longo desta "viagem de meia década"...

Desde já, agradeço à minha orientadora de investigação, a Dra. Presanthila Janam (Professora e Diretora do Departamento de Periodontia, Government Dental College, Thiruvananthapuram), por me ter dado a oportunidade de fazer investigação sob a sua orientação competente e por me ter abençoado com a sua vasta experiência e conhecimentos no domínio da Periodontologia. Estou profundamente grato ao Dr. N. Subhash (antigo cientista G, diretor do ASD, Centro de Estudos de Ciências da Terra, Thiruvananthapuram) por me ter orientado em todos os aspectos dos lasers e da investigação. Deixo registada a minha sincera gratidão para com ele por me ter feito participar no projeto de colaboração Indo-Bulgari do Departamento de Ciência e Tecnologia (DST), Governo da Índia. Esta tese foi realizada no âmbito do projeto. Encontrei nele um grande professor que faz sobressair o melhor dos seus alunos.

As palavras não são suficientes para exprimir a minha gratidão ao Dr. C.S. Prasanth (Post Doctoral Research Associate, Universidade de Washington) e ao Dr. J.L. Jayanthi (Project Scientist, Centre for Earth Science Studies, Thiruvananthapuram) por toda a ajuda prestada durante este estudo. Aproveito esta oportunidade para agradecer ao Dr. K.V. Baiju (Professor Assistente, Departamento de Estatística, Government Women's College, Thiruvananthapuram) por me ter ajudado com as abordagens estatísticas utilizadas nesta tese. A sua capacidade única de explicar muitos conceitos de estatística foi-me muito útil. Estou-lhe grato pelo seu encorajamento e ajuda. Agradeço também à Dra. M. Sumangala Bai (ex-chefe do Departamento de Microbiologia do Government Medical College, Thiruvananthapuram) pelos seus incansáveis esforços no que respeita aos aspectos microbiológicos desta tese.

Os meus sinceros agradecimentos ao Diretor da Faculdade de Medicina Dentária do Governo, Thiruvananthapuram, ao Professor e Diretor de Periodontia da Faculdade de Medicina Dentária do Governo, Kottayam, e a todos os membros do pessoal e residentes do Departamento de Periodontia da Faculdade de Medicina Dentária do Governo, Thiruvananthapuram. Agradeço ao Dr. K. Nandakumar (antigo diretor do Departamento de Periodontia da Faculdade de Medicina Dentária do Governo, Thiruvananthapuram) por me ter incutido curiosidade e conhecimentos básicos de Periodontologia durante a minha pós-graduação, o que me ajudou ao longo de todo o meu percurso. Continuo grato a todos os meus professores, especialmente à Dra. Rita Zarina e ao Dr. Sam Joseph pelo apoio incessante e ao Dr. P. Ranimol, ao Dr. R. Ambili, ao Dr. Tinky Bose e à Dra. Annie Kitty George pela sua amizade calorosa e pela sua ajuda.

Não há palavras para exprimir o quanto estou grato por ter uma família que me apoia tanto. Agradeço aos meus pais esta dádiva da vida e o facto de me encorajarem sempre a alcançar maiores objectivos na vida. Estou eternamente grato à minha sogra por me apoiar e ajudar sempre tanto. Não teria sido o que sou hoje se não fosse a paciência e o amor do meu marido. Acima de tudo, o que me fez continuar foi o amor incondicional e o afeto dos meus queridos filhos Kenneth e Maria ...

Betsy Joseph

LISTA DE ABREVIATURAS

SRP   :   Scaling and Root Planing

CAL   :   Clinical Attachment Level

PPD   :   Probing pocket depth

aPDT   :   Antimicrobial Photodynamic Therapy

PS   :   Photosensitizer

LIAF   :   Laser Induced Autofluorescence

GI   :   Gingival Index

GBI   :   Gingival Bleeding Index

PI   :   Plaque Index

LASER: Light Amplification by Stimulated Emission of Radiation

MB   :   Methylene Blue

TBO   :   Toluidine Blue

CONSORT: Consolidated Standards Of Reporting Trials

PBO   :   Patient- Based Outcome

CFU   :   Colony Forming Units

PpIX   :   Protoporhyrin IX

ROC curve: Receiver Operating Characteristic Curve

ITT   :   Intention To Treat Analysis

LOCF :   Last Observation Carried Forward

FRRS :   Fluorescence Ratio Reference Standard

Capítulo 1

Antecedentes, objetivo e definição do problema

1.1 Introdução

A periodontite crónica é definida como uma inflamação da estrutura de suporte dos dentes, que é normalmente uma alteração destrutiva progressiva que leva à perda de osso e do ligamento periodontal (Highfield, 2009). A sua etiopatogénese é conhecida por ser de natureza multifatorial e é iniciada pela presença de placa dentária patogénica. Estudos demonstraram que a placa bacteriana causadora da doença é composta principalmente por anaeróbios gram-negativos, tais como *Porphyromonas gingivalis, Prevotella intermedia, Fusobacteriumnucleatum, Bacteroides forsythus* e *Actinobacillus actinomycetem-comitans* (Offenbacher, 1996; Suchett-Kaye *et al.,* 1999; Loesche & Grossman, 2001). Além disso, o lipopolissacárido presente na parede celular dos microrganismos actua induzindo a inflamação. A expressão de citocinas pró-inflamatórias como a interleucina-1 e 6 e o fator de necrose tumoral-a por células residentes e recrutadas é estimulada, causando assim a degradação dos tecidos. As citocinas pró-inflamatórias também degradam as metaloproteinases da matriz, provocando uma regulação positiva da degradação do tecido conjuntivo do hospedeiro (Loesche& Grossman, 2001). Para além destes factores, muitos outros factores, tais como factores sistémicos, ambientais e genéticos, também desempenham um papel na progressão da periodontite (Page *et al,* 1998).

Atualmente, o desbridamento mecânico da placa bacteriana e das suas toxinas da superfície dentária através de destartarização e alisamento radicular (SRP) é considerado uma modalidade de tratamento eficaz para a doença periodontal. Tradicionalmente, o SRP pode ser efectuado com instrumentos manuais e/ou eléctricos. No entanto, estudos demonstram que o desbridamento completo dos depósitos bacterianos e das toxinas nem sempre é conseguido por este método. Além disso, o acesso a áreas como furcações, concavidades, sulcos e sítios distais de molares é limitado, de acordo com muitos autores (Cugini *et al,* 2000; Aoki *et al,* 2004).

Atualmente, existe uma procura de modalidades de tratamento anti-infecioso eficazes com efeitos secundários reduzidos. Os antibióticos, tanto de administração local como sistémica, têm um risco acrescido de desenvolver resistência bacteriana, alergias, distúrbios gastrointestinais e outros, para além de reduzirem a adesão do doente

(Quirynen *et al.*, 2003; Rodrigues *et al,* 2004). Por conseguinte, é necessário o desenvolvimento de um novo sistema como adjuvante da destartarização e do alisamento radicular.

1.2 Peso global da periodontite crónica

A doença periodontal é uma destruição inflamatória crónica das estruturas de suporte dos dentes, incluindo o osso alveolar. Não só afecta a saúde geral, como constitui um componente do fardo global das doenças crónicas. Uma higiene oral deficiente, o stress, o consumo excessivo de tabaco e uma saúde geral deficiente (por exemplo, a presença de diabetes mellitus e outras doenças sistémicas) são factores de risco para esta doença. Existem variações geográficas na prevalência da doença periodontal (Petersen & Ogawa, 2012) e estas variações estão relacionadas com as condições socioambientais, os factores de risco comportamentais, o estado de saúde geral das pessoas (por exemplo, diabetes e VIH) e os sistemas de saúde oral.

Horning *et al.* (1990), Kingman & Alabandar (2002) e outros mostraram que existem taxas variáveis de prevalência e extensão de várias formas de doença periodontal entre diferentes populações. Com o aumento da idade, tem-se registado um aumento da prevalência da doença periodontal. Além disso, devido ao aumento da esperança de vida, há mais pessoas com dentição permanente e, por isso, têm mais hipóteses de desenvolver várias formas de doenças periodontais (Oliver *et al,* 1989; Loesche & Grossman, 2001; Costa *et al.,* 2009). Existe uma tendência para que a prevalência das doenças periodontais seja diferente consoante as regiões geográficas e as zonas do mundo. Além disso, a prevalência numa região também depende da definição de caso de periodontite e da população que está a ser estudada.

Ababneh *et al.* (2012) indicaram que pode haver uma maior prevalência de doença periodontal nos países em desenvolvimento do que nos países desenvolvidos. Alabandar *et al.* (1999) relataram que o National Health and Nutrition Examination Survey III (NHANES III) realizado nos Estados Unidos (EUA) entre 19881994 demonstrou inflamações gengivais em 50% da população adulta. Um inquérito nacional nos EUA estimou que 19,9% dos indivíduos com 30 anos de idade e 7,3% dos indivíduos com 90 anos de idade tinham um nível de inserção clínica (NIC) maior ou igual a 5 mm e 7 mm, respetivamente. De acordo com Fuller *et al.* (2011), no Reino Unido estima-se a presença de periodontite em cerca de 42% dos indivíduos com 35-44 anos e 70% dos indivíduos com 55-64 anos com NIC superior a 3,5 mm. De acordo com a OMS, na Alemanha, quase uma em cada cinco pessoas sofre de periodontite. Peterson e Kwan (2004) sugeriram que, com o aumento do número de diabéticos e o facto de cada vez mais pessoas conservarem os seus dentes até à velhice, existe também um maior risco de rutura periodontal. O encargo económico desta doença pode ser estimado a partir de vários relatórios. Um desses relatórios é o de Brown *et al.* (2002), em que os procedimentos periodontais e preventivos totalizaram 14,3 mil milhões de dólares, dos quais 4,4 mil milhões de dólares foram gastos em serviços periodontais para tratar diretamente a doença.

Assim, parece ser necessário incluir a promoção da saúde oral e estratégias integradas de prevenção de doenças nas iniciativas nacionais de saúde pública (Petersen &Kwan, 2004). Além disso, os serviços de cuidados periodontais devem ser financeiramente acessíveis e a investigação no sistema de saúde para a avaliação adequada dos programas de saúde oral deve ser apoiada (Petersen & Ogawa, 2012). As sugestões da Organização Mundial de Saúde incluem um maior enfoque nos cuidados de saúde primários e na prevenção de doenças orais porque, ao fazê-lo, o custo do tratamento pode ser reduzido. Uma condição oral saudável também é importante para o estado geral do indivíduo. Foram estabelecidas ligações entre a incidência de doenças coronárias, acidentes vasculares cerebrais e bebés prematuros com baixo peso à nascença em pacientes com doenças periodontais (Goldenberg *et al.*, 2008; Philstrom *et al.,* 2005; Seymour *et al.,* 2007).

1.2.1 Prevalência da periodontite crónica na Índia

A prevalência de doenças periodontais no nosso país e os factores de risco associados foram relatados em muitos inquéritos regionais transversais. Shah, (2004) referiu que os vários grupos etários tendem a apresentar uma extensão e gravidade diferentes das doenças periodontais. Na maioria dos estudos, foi registada uma tendência geral de aumento da gravidade com o aumento da idade. Aggarwal *et al.* (2010) referiram que, em mais de metade dos inquéritos, a ferramenta de avaliação foi o índice periodontal comunitário de necessidades de tratamento. Shaju *et al.* (2011) encontraram uma prevalência global elevada de doenças periodontais devido a razões como a grande população do nosso país, a maioria da qual vive em zonas rurais. No centro de saúde comunitário, apenas 25% dos centros dispõem de cirurgiões dentistas e têm instrumentos, equipamento e materiais dentários inadequados. Os relatórios mostram que a melhoria das infra-estruturas relacionadas com a saúde dentária e um melhor acesso a estes serviços nos centros de saúde primários podem ter um efeito na prevalência das doenças periodontais. Sabe-se que vários factores podem contribuir para o aumento da gravidade da doença periodontal com o aumento da idade, como o efeito cumulativo não tratado do processo da doença ao longo de um período de tempo, tal como sugerido por Moritz & Mealey (2006). Por conseguinte, foi recomendada a necessidade de uma abordagem baseada na população em estudos epidemiológicos da doença periodontal (Jacob, 2010).

1.2.2 National Oral Health Survey and Fluoride Mapping (2002-2003), Dental Council of India, Nova Deli, 2004

O primeiro inquérito epidemiológico de sempre a nível nacional na Índia foi realizado em 2004 com o objetivo de recolher informações que abrangessem várias dimensões da saúde oral, incluindo a prevalência de problemas de saúde oral. Foram selecionados 210 indivíduos rurais e 110 urbanos em cada um dos grupos etários, a saber, 5, 12, 15, 35-44, 65-74 anos, utilizando um desenho de amostragem em três fases. A sonda da OMS foi utilizada para as medidas periodontais e o índice CPI foi utilizado para a avaliação da doença. Os resultados deste estudo mostraram que a prevalência da doença periodontal aumentou com a idade e exibiu uma prevalência de 57%, 67,7%, 89,6% e 79,9% nos grupos etários dos 12, 15, 35-44 e 65-74 anos, respetivamente. A menor prevalência em idades mais avançadas pode dever-se à perda de dentes nos idosos (Shaju *et al.*, 2011). A periodontite moderada foi observada em 17,5% do grupo de 35-44 anos; e 21,4%, no grupo de 65-74 anos; enquanto a doença grave, definida como pelo menos um dente com >6 mm de profundidade de sondagem, foi observada em 7,8% do grupo de 35-44 anos e 18,1% do grupo de 65-74 anos. Este estudo também demonstrou que não existem diferenças marcantes entre os géneros, tendo sido observada uma prevalência marginalmente mais elevada nos indivíduos das zonas rurais (Bali *et al,* 2004). São necessários mais estudos para avaliar os factores de risco significativos na nossa população.

1.3 Placa dentária - O principal fator etiológico

O papel das bactérias na etiopatogénese das doenças periodontais tem vindo a ser estudado desde há muitos anos, utilizando os avanços no diagnóstico microbiano. Estes avanços também causaram uma mudança no conhecimento relativamente à etiologia da doença. O papel de espécies microbianas específicas na causa da doença (Loesche, 1976) e a mudança ecológica (Marsh, 1994) são os mais aceites. Existem também estudos clínicos como fortes evidências para mostrar que o desbridamento mecânico e a terapia química anti-infecciosa podem prevenir ou tratar várias formas de doenças periodontais (Kornman, 1986; Loesche & Grossman, 2001). Kumar *et al.* (2005) sugeriram que o reconhecimento da placa dentária como um biofilme é um dos desenvolvimentos recentes mais significativos na compreensão da etiologia da doença periodontal.

De acordo com Preshaw *et al.* (2004), a identificação dos agentes patogénicos periodontais é difícil, principalmente devido ao facto de a doença periodontal ocorrer num local já colonizado por uma população bacteriana. Assim, a doença pode ser causada por um desequilíbrio entre as bactérias benéficas e patogénicas (Marcotte & Lavoie, 1998). Além disso, pensa-se que a colonização por agentes patogénicos exógenos contribui para a natureza episódica da progressão da doença, ou seja, nem todos os locais com perda de inserção basal demonstram a mesma taxa de progressão da doença ou atividade da doença nos mesmos momentos (Armitage, 2004).

O papel das enzimas e moléculas que degradam a matriz tem sido estudado na causa dos danos nos tecidos periodontais. Verificou-se que a placa bacteriana causa destruição periodontal através de mecanismos indirectos de reacções inflamatórias do tecido hospedeiro (Tatakis & Kumar, 2005). Quando os lipopolissacáridos presentes nos agentes patogénicos periodontais entram em contacto com as células imunitárias do hospedeiro, o sistema inflamatório do hospedeiro é estimulado (Joseph *et al.*, 2009). Em resultado disto, as citocinas pró-inflamatórias e a proteína C-reactiva encontram-se significativamente elevadas durante a fase destrutiva da periodontite (Ebersole *et al.*, 1997; Loos *et al.*, 2000). Pensa-se que estes mediadores inflamatórios têm uma profunda influência na patogénese de muitas doenças sistémicas. Os estudos clássicos de Page e Schroeder em 1976 forneceram a compreensão básica da histopatologia e da inflamação da gengivite e da periodontite. A composição da placa bacteriana tem sido estudada através de vários métodos. Os estudos de investigação que utilizaram sistemas de deteção baseados em anticorpos específicos foram úteis para determinar a presença e os níveis das espécies de interesse. Com o desenvolvimento de métodos moleculares, as variações na microflora oral foram amplamente estudadas e verificou-se que mais de metade da placa bacteriana acumulada é composta por espécies não cultivadas.

1.3.1 Papel da suscetibilidade do hospedeiro

Para a ocorrência da periodontite, é necessária a presença de placa bacteriana e de um hospedeiro suscetível. Hart & Kornman, (1997) sugeriram que a suscetibilidade à periodontite varia consideravelmente entre indivíduos, com aproximadamente 10% a serem altamente susceptíveis e 10% a serem altamente resistentes e esta diferença na suscetibilidade tem sido largamente atribuída a factores genéticos. McDevitt *et al.* (2000) atribuíram a um marcador genético específico (genótipo IL-1) uma maior suscetibilidade à periodontite em certos grupos de pessoas com maior perda de dentes após o tratamento. Shaw & Saxby, (1986) sugeriram a importância dos factores hereditários na determinação da suscetibilidade à doença periodontal devido às doenças genéticas associadas à periodontite, como a síndrome de Down e a síndrome de Papillon-Lefevre. Além disso, uma vez que a ligação entre os defeitos genéticos e as implicações bioquímicas e fisiológicas daí resultantes é conhecida, essas doenças podem fornecer informações significativas sobre a patogénese. É de salientar que, para além dos já descritos, outros defeitos imunológicos e genéticos específicos podem estar associados a estas doenças.

1.3.2 Outros factores de risco

Os factores de risco desempenham um papel importante na resposta de um indivíduo à doença periodontal. Genco & Borgnakke, (2013) sugeriram a identificação destes factores de risco para direcionar os pacientes para a prevenção e tratamento, sendo a modificação dos factores de risco crítica para o controlo da doença periodontal. Vários factores de risco importantes para a doença periodontal foram identificados após mudanças na nossa compreensão da prevalência da doença periodontal e avanços na metodologia científica.

Além disso, a análise dos factores de risco e a capacidade de ajustar estatisticamente e estratificar as populações para eliminar os efeitos dos factores de confusão também foram propostas pelo mesmo autor. Factores como o tabagismo, o consumo de álcool, a diabetes mellitus, a obesidade, a osteoporose e uma dieta pobre em cálcio e vitamina D foram considerados modificáveis e Balakesavan *et al.* (2013) recomenda que a sua gestão seja um componente importante dos cuidados contemporâneos de muitos pacientes periodontais. A Figura 1.1 mostra a etiologia e a patogénese da doença periodontal.

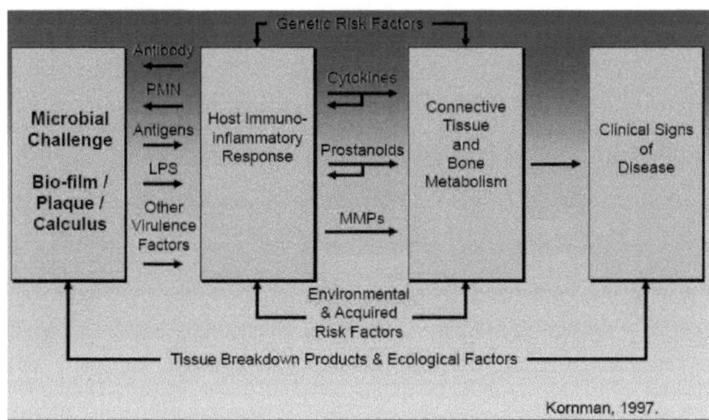

Fig 1.1 Diagrama do conceito atual de etiologia e patogénese da doença periodontal (Adaptado de: Page RC,Kornman KS. Periodontology 2000)

Os factores genéticos também desempenham um papel na doença periodontal (Grossi *et al.*, 1994) e muitos dos factores de risco sistémicos para a doença periodontal, como o tabagismo, a diabetes e a obesidade, e a osteoporose em mulheres pós-menopáusicas, são relativamente comuns e é de esperar que afectem a maioria dos pacientes com doença periodontal (Genco & Borgnakke, 2013). Assim, a identificação e a gestão dos factores de risco tornaram-se um componente essencial dos cuidados prestados aos pacientes periodontais.

O tabagismo e a diabetes mellitus são dois dos principais factores de risco da doença periodontal. O efeito do tabagismo sobre o periodonto é considerado dependente da dose e é conhecido por aumentar o risco de periodontite. Johnson & Hill, (2004) e muitos outros descobriram que, em comparação com os não fumadores, os fumadores têm um maior grau de destruição periodontal e uma doença mais rápida. A sua resposta ao tratamento periodontal é também inferior e apresentam uma melhoria mais fraca durante a manutenção periodontal (Johnson & Guthmiller, 2007). Foram demonstrados efeitos adversos do tabagismo nas funções dos PMN e nas respostas imunitárias, mas sendo o tabagismo um fator modificável, a cessação do tabagismo também pode provocar uma redução significativa da atividade da doença (Grossi *et al*, 1997). No que diz respeito à diabetes mellitus, esta está a atingir níveis epidémicos no nosso país, e os estudos demonstraram que as pessoas com esta doença têm duas vezes mais probabilidades de ter periodontite do que os não diabéticos (Grossi *et al.*, 1994; Soskolne & Klinger, 2001).

A doença periodontal é considerada a sexta complicação da diabetes mellitus (Loe, 1993). Os doentes diabéticos são mais susceptíveis à periodontite e a outras doenças infecciosas através de vários mecanismos. A glicação não enzimática de proteínas e lípidos é o principal mecanismo que forma produtos finais de glicação avançada (AGE). Em estudos experimentais com animais, verificou-se que, quando a ativação dos receptores de superfície celular induzida por AGE é bloqueada em animais diabéticos, a destruição do osso alveolar também diminui proporcionalmente (Lalla *et al*, 2000). As células endoteliais e monocíticas alteradas conduzem a alterações vasculares e a respostas inflamatórias exageradas, causando um aumento dos níveis de citocinas inflamatórias, como o TNF-a, e de enzimas de degradação da matriz, como a colagenase (Lalla *et al*, 2001). A diabetes também predispõe os tecidos à destruição periodontal e leva a um controlo glicémico deficiente. Foi proposta uma relação bidirecional entre a doença periodontal e a diabetes mellitus (Matthews, 2002), uma vez que ambas as doenças têm a capacidade de induzir uma resposta inflamatória que leva à produção de mediadores inflamatórios. A terapia periodontal, por outro lado, pode estabilizar o controlo glicémico e reduzir as complicações decorrentes de níveis instáveis de açúcar no sangue.

1.4 Efeitos da periodontite na saúde sistémica

Vários estudos demonstraram que a periodontite tem um impacto na saúde sistémica. Li *et al,* (2000) concluíram que os factores de risco para as doenças cardiovasculares (DCV), como a hipertensão, a hipercolesterolemia e o tabagismo, não são responsáveis por todas as variações na incidência e gravidade das DCV e que certos factores de risco não reconhecidos podem também desempenhar um papel na patogénese das mesmas (Beck *et al,* 1996).

A doença periodontal pode contribuir diretamente para a patogénese devido ao desafio bacteriano ao sistema vascular, resultando no estreitamento do lúmen do vaso (Pussinen & Mattila, 2004) e agravando a doença. Genco & Loe H, (1993) postularam outro mecanismo possível, segundo o qual a infeção periodontal pode causar um estado de hipercoagulabilidade através de um aumento do fibrinogénio, da proteína C reactiva (Noack *et al,* 2001), da contagem de glóbulos brancos e do fator de von Willebrand, causando doença cardíaca isquémica. Estudos clínicos descobriram que as pessoas com doenças periodontais têm quase duas vezes mais probabilidades de sofrer de doença arterial coronária do que as pessoas sem doenças periodontais (Mattila *et al,* 2005) e têm uma via causal semelhante através de um fenótipo hiper-inflamatório. O conceito de medicina periodontal está ilustrado na Figura 1.2.

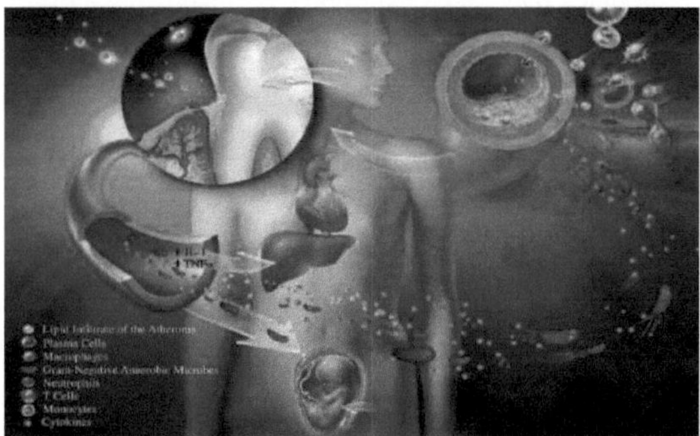

Fig 1.2 Diagrama do conceito de medicina periodontal (Adaptado de Offenbacher, S,1996. Doenças periodontais: patogénese).

Os resultados adversos da gravidez associados à doença periodontal são o nascimento prematuro de baixo peso e a pré-eclâmpsia (Goldenberg *et al,* 2008; Baskaradoss *et al,* 2012). Existem vários factores de risco associados a resultados adversos na gravidez, incluindo o baixo estatuto socioeconómico, a idade da mãe, a raça, nascimentos múltiplos, tabagismo, abuso de álcool, infeção materna sistémica, infecções do trato geniturinário e vaginose bacteriana (Kleinman & Kessel, 1987). Foi levantada a hipótese de que a infeção

11

periodontal, que serve de reservatório para bactérias anaeróbias e mediadores inflamatórios, pode ser uma ameaça potencial para a unidade feto-placentária ao provocar uma resposta inflamatória que produz prostaglandina, resultando em trabalho de parto pré-termo (Heep *et al.*, 2003; Lopez *et al.*, 2002). Offenbacher e colegas, em 1996, propuseram que o risco de BPN era 7,5 vezes maior se a mãe tivesse evidência de doença periodontal, em comparação com as que não tinham doença periodontal. Para além disso, existem também na literatura provas de associação entre a doença periodontal e duas doenças respiratórias, a pneumonia bacteriana e a doença pulmonar obstrutiva crónica (Scannapieco *et al*, 2001) e a artrite reumatoide (Bartold, 2005).

1.5 Terapia mecânica - padrão de ouro entre as abordagens de tratamento actuais

O efeito benéfico da SRP no tratamento da periodontite crónica foi comprovado por muitos grupos de investigação (Badersten *et al.*, 1984; Magnusson *et al.*, 1984), como evidenciado pela melhoria da inflamação clínica, alterações da flora subgengival no sentido da saúde, redução da profundidade da bolsa de sondagem, ganho de ligação clínica e abrandamento da progressão da doença periodontal (Slots *et al.*, 1979; Cugini *et al.*, 2000; Cobb, 2002). Certos factores limitantes relacionados com a anatomia do dente, tais como concavidades, sulcos e furcações, também podem limitar o sucesso do tratamento por aplainamento radicular. Após a SRP, os pacientes devem esforçar-se por manter o controlo da placa bacteriana para obter resultados duradouros do tratamento. Contudo, a resposta ao tratamento não depende apenas de factores locais, mas também das condições sistémicas dos doentes, como a diabetes, o stress, os distúrbios endocrinológicos, a SIDA, as imunodeficiências e as discrasias sanguíneas.

1.5.1 Antimicrobianos como tratamento adjuvante

A farmacoterapia pode ter um papel adjuvante no tratamento da periodontite em determinados pacientes. Destes, os antimicrobianos são utilizados mais frequentemente para parar ou retardar a progressão da periodontite e para melhorar o estado periodontal (Winkelhoff, 1989; Golub *et al.*, 1991; Addy, 1996). A Figura 1.3 apresenta uma ilustração esquemática da patogénese da periodontite e das potenciais abordagens terapêuticas adjuvantes. No entanto, é importante considerar os potenciais efeitos secundários da terapia farmacológica sistémica, embora também existam benefícios. Muitas vezes, os doentes que não respondem à terapia convencional ou que apresentam muitos locais com periodontite refractária necessitam de terapia antimicrobiana adjuvante. As desvantagens dos antibióticos administrados por via sistémica incluem o desenvolvimento de estirpes bacterianas resistentes após uma utilização imprudente

(Alanis, 2005), o aparecimento de infecções oportunistas e a possível sensibilização alérgica dos doentes (Walker, 1996). Um trabalho significativo de Mombelli & Samaranayake (2004) demonstrou que a administração local de agentes quimioterapêuticos nas bolsas periodontais pode melhorar os sinais clínicos da doença periodontal, ao mesmo tempo que altera a microflora subgengival patogénica no sentido da saúde. Este medicamento pode ser administrado no local de atividade da doença a uma concentração bactericida e pode facilitar a administração prolongada do medicamento.

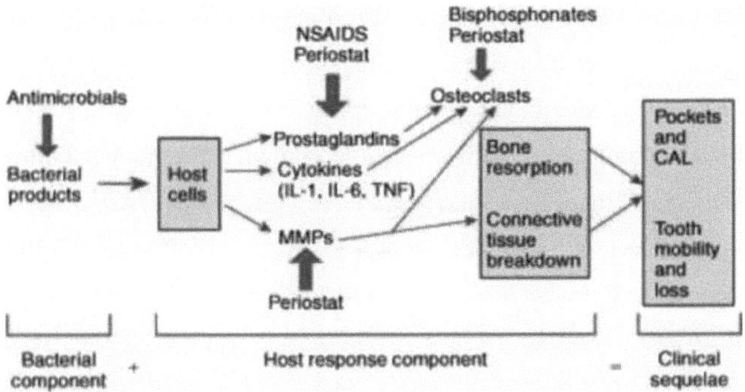

Fig 1.3 Ilustração esquemática da visão atual da patogénese da periodontite e das potenciais abordagens terapêuticas adjuvantes. (Adaptado da Periodontologia Clínica de Carranza).

A Food and Drug Administration (FDA) aprovou a utilização de determinados agentes, como fibras de tetraciclina, chip de clorexidina, formulação de polímero de minociclina e hiclato de doxiciclina num gel de polímero bioabsorvível, como adjuvantes da SRP. Os sistemas de administração local também têm potenciais limitações. Estes oferecem redução das profundidades de sondagem, hemorragia à sondagem e ganho de fixação clínica quando utilizados em combinação com SRP. Quando utilizados como monoterapia, não rompem eficazmente os biofilmes e não conseguem remover o cálculo (Greenstein & Polson, 1998). Para além disso, existem provas inconclusivas que sugerem que a administração local de antibióticos pode também ser benéfica na prevenção da perda de inserção recorrente na ausência de terapia de manutenção. O acesso cirúrgico para facilitar a instrumentação mecânica das raízes tem sido utilizado para tratar a periodontite crónica após reavaliação da terapia não cirúrgica. Uma abordagem cirúrgica para o tratamento da periodontite é utilizada numa tentativa de: 1) proporcionar um melhor acesso para a remoção dos factores etiológicos; 2) reduzir as profundidades de sondagem; e 3) regenerar ou reconstruir os tecidos periodontais perdidos.

1.5.2 Desvantagens da terapia antimicrobiana

A abordagem antimicrobiana à terapia periodontal tem sido utilizada há muitos anos, reconhecendo-se que a prevalência e a gravidade destas doenças podem ser reduzidas através da remoção mecânica da placa bacteriana ou da utilização de uma variedade de agentes antimicrobianos sistémicos ou aplicados topicamente, destinados a inibir as bactérias patogénicas (Ryan, 2005). Nesta era de explosão científica, há uma consciência crescente dos fenómenos relacionados com a resistência microbiana (ver Figura 1.4). O desenvolvimento da resistência pode ser a consequência da utilização imprudente de antibióticos em infecções bacterianas ou virais comuns (Slots, 1990). Em particular, a resistência estafilocócica à meticilina e às penicilinas estreitamente relacionadas foi registada desde a introdução de antibióticos P-lactâmicos estáveis à penicilinase, como a meticilina ou a cloxacilina. Consequentemente, as infecções por Staphylococcus aureus resistente à meticilina (MRSA) podem ser difíceis de tratar e os doentes infectados podem ser colonizados durante muitos meses e exigir longos períodos de internamento hospitalar (Malik *et al,* 2010).

Meisel & Kocher, (2005) sugerem que a utilização excessiva de antibióticos na produção de carne, na fertilização de estufas ou em produtos químicos domésticos deve ser responsabilizada por contribuir para o desenvolvimento da resistência. Na sequência de concentrações insuficientes de fármacos no fluido do sulco ou no biofilme, pode haver falta de eficácia. As concentrações de antibióticos no sulco periodontal podem permanecer abaixo da concentração inibitória mínima dos organismos-alvo. Sabe-se que os antibióticos locais e sistémicos podem provocar resistência bacteriana, alergias, distúrbios gastrointestinais e outros, bem como reduzir a adesão dos pacientes (Quirynen *et al.,* 2003; Rodrigues *et al,* 2004). No entanto, no futuro, podem surgir mais dificuldades com a terapia antibiótica devido ao aumento da resistência à maioria dos antibióticos utilizados em periodontia e ao aumento do número de doentes imunodeprimidos (Malik *et al.,* 2010). Por estas razões, a terapia fotodinâmica antimicrobiana foi proposta como uma nova opção de tratamento para controlar os microrganismos subgengivais, uma vez que se verificou ser eficaz na eliminação de micróbios em infecções tópicas localizadas (Katie *et al.,* 2005; Jori *et al.,* 2006).

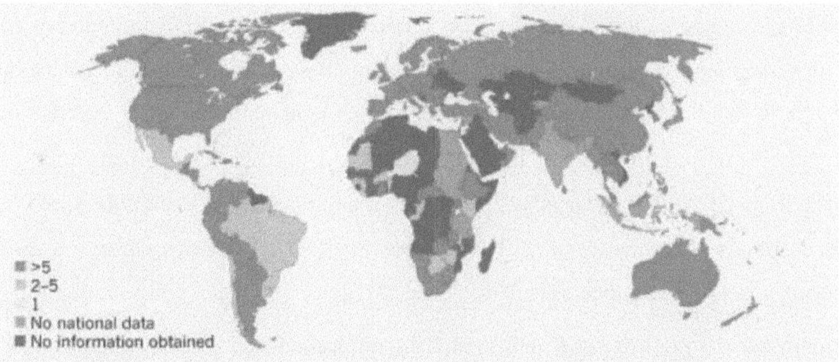

Fig 1.4 Dados baseados no relatório da OMS que inclui o primeiro mapa global de sempre da resistência aos antibióticos. Cortesia: Nature 2014

1.6 Estado da investigação e desenvolvimento da terapia fotodinâmica antimicrobiana (aPDT) no tratamento da periodontite crónica

A terapia fotodinâmica (PDT) é uma reação fotoquímica iniciada por laser, que envolve a utilização de um fotossensibilizador (PS) ativado por luz de um comprimento de onda específico na presença de oxigénio. Isto leva à formação de espécies tóxicas de oxigénio que podem danificar proteínas, lípidos, ácidos nucleicos e outros componentes celulares. As aplicações da terapia fotodinâmica em medicina dentária estão a crescer rapidamente para o tratamento do cancro oral, de infecções bacterianas e fúngicas e para o diagnóstico fotodinâmico da transformação maligna de lesões orais. A terapia fotodinâmica tem sido eficaz no tratamento da peri-implantite, das infecções endodônticas e dos biofilmes orais, como a placa bacteriana.

As propriedades redox do azul de metileno para a redução da carga bacteriana em doentes com periodontite foram estudadas anteriormente (Wilson *et al*, 1992; Ower *et al*, 1995; Komerik *et al.*, 2003). A maioria das amostras de placa subgengival foram destruídas com sucesso por meios fotodinâmicos in vitro (Soukos *et al*, 2003). A fotossensibilização de *P. gingivalis* e *F. Nucleatum* foi registada em alguns estudos *in vitro* e em animais. (Komerik *et al.*, 2003; Sigusch *et al*, 2005). A ausência de efeitos genotóxicos e mutagénicos, a ausência de risco de desenvolvimento de resistência à sua ação antimicrobiana e o aumento do processo de cicatrização favorecem a sua segurança e utilização a longo prazo. Assim, a aPDT representa uma nova abordagem terapêutica no tratamento de várias condições dentárias.

Estão a ser realizados ensaios clínicos para avaliar os efeitos da terapia fotodinâmica antimicrobiana (aPDT) como adjuvante no tratamento de doentes com periodontite crónica e agressiva. Embora a meta-análise de Azarpazhooh *et al.*, 2010 e Sgolastra *et al.,* 2013 não tenha sugerido qualquer benefício definitivo da aPDT juntamente com a SRP no tratamento da periodontite, outros ensaios clínicos, incluindo a meta-análise de Atieh, 2010, demonstraram benefícios clínicos adicionais quando a aPDT e a SRP foram administradas em combinação a doentes com periodontite crónica (Braun *et al,* 2008; Pinheiro *et al,* 2010; Berakdar *et al.,* 2012), em manutenção periodontal de suporte para bolsas residuais (Pinheiro *et al,* 2010, Campos *et al,* 2013, Campanile *et al.,* 2013) e periodontite com infeção por VIH (Filho *et al,* 2012).

Foi recomendado que, em estudos futuros, haja necessidade de ensaios clínicos aleatórios com perda limitada ou inexistente de acompanhamento e métodos cuidadosamente padronizados de medição de parâmetros clinicamente importantes, juntamente com resultados relacionados com o paciente (ou seja, perspectivas do paciente), incluindo a aceitação do paciente, desconforto e dor (ou falta dela), halitose e medição de alterações microbiológicas (Azarpazhooh *et al.,* 2010).

Atualmente, os dados disponíveis são inadequados para a recomendação da aPDT para o tratamento da periodontite. Assim, o objetivo geral deste livro é avaliar o potencial da aplicação adjuvante da aPDT no tratamento da periodontite crónica. Tais estudos são essenciais para fornecer provas nas quais se podem basear as recomendações para a aplicação clínica/novo protocolo de tratamento. Esta é a primeira vez que o aPDT está a ser relatado para o tratamento da periodontite crónica na nossa população local. O controlo eficaz da placa bacteriana dos pacientes durante a terapia periodontal de suporte desempenha um papel importante no sucesso a longo prazo. Por conseguinte, juntamente com isto, a aplicabilidade da espetroscopia de autofluorescência induzida por laser (LIAF) na deteção e caraterização da placa bacteriana é também testada. Em suma, este livro aborda

• Eficácia da aplicação adjuvante de aPDT no tratamento da periodontite crónica em termos de alterações nos parâmetros clínicos, tais como profundidade de sondagem (PPD), nível de inserção clínica (CAL), índice gengival (GI), índice de placa (PI) e índice de sangramento gengival (GBI).

• Alterações nas percepções dos pacientes após a aplicação adjunta de aPDT à SRP no tratamento da periodontite crónica em termos de alterações na hemorragia da gengiva, halitose, dor na gengiva durante a mastigação, irritação sentida no interior da gengiva, dor durante ou após o procedimento e aceitação do paciente.

• Alterações nas unidades formadoras de colónias de agentes patogénicos periodontais, tais como *Porphyromonas gingivalis, Fusobacterium nucleatum, Bacteroides spp.* e

Peptostreptococcus spp. após a aplicação adjuvante de aPDT em pacientes com periodontite crónica.

• Aplicabilidade da espetroscopia de autofluorescência induzida por laser na deteção de placa clinicamente invisível em termos de precisão de diagnóstico para monitorizar o controlo da placa supragengival após o tratamento.

Referências

• Ababneh KT, Hwaij ZMA, Khader YS, Prevalência e indicadores de risco de gengivite e periodontite num estudo multicêntrico no Norte da Jordânia: um estudo transversal, *BMC Oral Health,* 12(1), 2012, 1.

• Addy M, Renton-Harper P, Local and systemic chemotherapy in the management of periodontal disease: An opinion and review of the concept, *Journal of Oral Rehabilitation,* 23(4), 1996, 219-231.

• Alanis AJ, Resistance to antibiotics: Are we in the post-antibiotic era?, *Archives of Medical Research,* 36(6), 2005, 697-705.

• Aoki A, Sasaki K. M, Watanabe H, Ishikawa I, Lasers na terapia periodontal não cirúrgica, *Periodontologia 2000,* 36(1), 2004, 59-97.

• Armitage GC, Periodontal diagnoses and classification of periodontal diseases, *Periodontology 2000,* 34(1), 2004, 9-21.

• Atieh MA, Photodynamic therapy as an adjunctive treatment for chronic periodontitis: meta-analysis, *Lasers in Medical Science,* 25, 2010, 605-613

• Azarpazhooh A, Prakesh S, Tenenbaum H , Goldberg M, O efeito da terapia fotodinâmica na periodontite: A systematic review and metaanalysis, *Journal of Periodontology,* 81, 2010, 4-14.

• Badersten A, Nilveus R, Egelberg J, Effect of nonsurgical periodontal therapy. III. Single versus repeated instrumentation, *Journal of Clinical Periodontology,* 11, 1984,114-24.

• Balakesavan P, Gokhale SR, Deshmukh V, Williams RC, Doença periodontal e saúde geral: Uma atualização, *European Journal of General Dentistry,* 2(2), 2013, 102.

• Bali RK, Mathur VB, Talwar PP, Chanana HB, National oral health survey and fluoride mapping; 2002-2003. *Índia, Conselho de Medicina Dentária da Índia,* Nova Deli, 2004,16-17.

• Bartold PM, Marshall RI, Haynes DR, Periodontitis and rheumatoid arthritis: a review, Journal of Periodontology, 76(11-s), 2005, 2066-2074.

• Baskaradoss JK, Geevarghese A, Al Dosari AAF, Causes of Adverse Pregnancy Outcomes and the Role of Maternal Periodontal Status-A Review of the Literature, *The Open Dentistry Journal*, 6, 2012, 79.

• Beck J, Garcia R, Heiss G, Vokonas PS, Offenbacher, S, Periodontal disease and cardiovascular disease, *Journal of Periodontology*, 67(10s), 1996, 11231137.

• Berakdar M, Callaway A, Eddin MF, Ross A , Willershausen B, Comparação entre a raspagem da raiz (SRP) e SRP/terapia fotodinâmica: estudo de seis meses, Head , *Face Medicine*, 8, 2012,12.

• Beck J, Garcia R, Heiss G, Vokonas PS, Offenbacher, S, Periodontal disease and cardiovascular disease, *Journal of Periodontology*, 67(10s), 1996, 11231137.

• Brown LJ, Johns BA, Wall TP, A economia das doenças periodontais. *Periodontologia 2000*, 2002, 29: 223-234.

• Cobb CM, Clinical significance of non-surgical periodontal therapy: an evidence-based perspective of scaling and root planing, *Journal of Clinical Periodontology*, 29(s2), 2002, 22-32.

• Costa FO, Guimaraes AN, Cota LO, Pataro AL, Segundo TK, Cortelli, SC, Costa JE, Impact of different periodontitis case definitions on periodontal research, *Journal of Oral Science*, 51(2), 2009,199-206.

• Cugini MA, Haffajee AD, Smith C, Kent RL, Socransky SS, The effect of scaling and root planning on the clinical and microbiological parameters of periodontal diseases: 12-month results, *Journal of Clinical Periodontology*, 27(1), 2000, 30-36.

• Ebersole JL, Machen RL, Steffen MJ, Willmann DE, Systemic acute-phase reactants, C-reactive protein and haptoglobin in adult periodontitis, *Clinical Experimental Immunology*, 107, 1997, 347-52.

• Fuller E, Steele J, Watt R, Nuttall N, Oral health and function-a report from the Adult Dental Health Survey, Londres, *The Health and Social Care Information Centre*, 2011.

• Genco RJ, Borgnakke WS, Factores de risco para a doença periodontal, *Periodontologia 2000*, 62(1), 2013,59-94.

• Goldenberg RL, Culhane JF, Iams JD, Romero R, Epidemiology and causes of preterm birth, *The Lancet*, 371(9606), 2008, 75-84.

• Golub LM, Ramamurthy NS, McNamara TF, Greenwald RA, Rifkin BR, Tetracyclines inhibit connective tissue breakdown: new therapeutic implications for an old family of drugs, *Critical Reviews in Oral Biology*, 2(3), 1991, 297-321.

• Greenstein G, Polson A, The role of local drug delivery in the management of periodontal diseases: a comprehensive review, *Journal of Periodontology*, 69(5), 1998, 507-520.

• Grossi SG, Zambon J, Machtei EE, Effects of smoking and smoking cessation on healing after mechanical periodontal therapy, *Journal of American Dental Association*, 128, 1997, 599-607.

• Hart TC, Kornman KS, Genetic factors in the pathogenesis of periodontitis, *Periodontology 2000*, 14(1),1997, 202-215.

• Heep A, Behrendt D, Nitsch P, Fimmers R, Bartmann P, Dembinski J, Increased serum levels of interleukin 6 are associated with severe intraventricular haemorrhage in extremely premature infants, *Archives of Diseases in Childhood- Fetal and Neonatal Edition*, 88(6), 2003, 501-504.

• Highfield J, Diagnosis and classification of periodontal disease (Diagnóstico e classificação da doença periodontal), *Australian Dental Journal*, 54(s1), 2009, S11-S26.

• Jacob PS, Periodontitis in India and Bangladesh. Need for a population based approach in epidemiological surveys, A Literature review, *Bangladesh Journal of Medical Science*, 9(3), 2010, 124-130.

• Johnson GK, Guthmiller JM, The impact of cigarette smoking on periodontal disease and treatment, *Periodontology 2000*, 44, 2007, 178-194.

• Johnson GK, Hill M, Cigarette smoking and the periodontal patient, *Journal of Periodontology*, 75(2), 2004, 196-209.

• Kingman A, Albandar JM, Methodological aspects of epidemiological studies of periodontal diseases, *Periodontology 2000*, 29(1), 2002, 11-30.

• Kleinman JC, Kessel SS, Racial differences in low birth weight. Trends and risk factors (Tendências e factores de risco), *The New England Journal of Medicine*, 317(12), 1987, 749-753.

• Kornman KS, The role of supragingival plaque in the prevention and treatment of periodontal diseases, *Journal of Periodontal Research*, 21(16), 1986,5-22.

• Kumar PS, Griffen AL, Moeschberger ML, Leys EJ, Identification of candidate periodontal pathogens and beneficial species by quantitative 16S clonal analysis, *Journal of Clinical Microbiology*, 43(8), 2005, 3944-3955.

• Lalla E, Lamster IB, Feit M, Huang L, Spessot A, Qu W, Schmidt AM, Blockade of RAGE suppresses periodontitis-associated bone loss in diabetic mice, *The Journal of*

Clinical Investigation, 105(8), 2000, 1117-1124.

• Lalla E, Lamster IB, Stern DM, Recetor for advanced glycation end products, inflammation, and accelerated periodontal disease in diabetes: mechanisms and insights into therapeutic modalities, *Annals of Periodontology*, 6, 2001, 113-8.

• Li X, Kolltveit KM, Tronstad L, Olsen I, Doenças sistémicas causadas por infeção oral, *Clinical Microbiology Reviews,* 13(4), 2000,547-558.

• Loe, H, Doença periodontal: a sexta complicação da diabetes mellitus, *Diabetes care*, 16(1), 1993, 329-334.

• Loesche WJ , Grossman NS, Periodontal disease as a specific, although chronic, infection: diagnosis and treatment, *Clinical Microbiology Reviews,* 14(4), 2001,727-752.

• Loesche WJ, Chemotherapy of dental plaque infections, *Oral Science Review,* 9, 1976, 63-107.

• Loos BG, Craandijk J, Hoek FJ, Wertheim-van Dillen PM, van der Velden U, Elevação de marcadores sistémicos relacionados com doenças cardiovasculares no sangue periférico de pacientes com periodontite, *Journal of Periodontology,* 71, 2000, 1528-1534.

• Lopez NJ, Smith PC, Gutierrez J, Maior risco de parto pré-termo e de baixo peso à nascença em mulheres com doença periodontal, *Journal of Dental Research,* 81(1), 2002, 58-63

• Magnusson I, Lindhe J, Yoneyama T, Liljenberg B, Recolonização de um microbiota subgengival após destartarização em bolsas profundas, *Journal of Clinical Periodontology,* 11(3), 1984,193-207.

• Malik R, Manocha A, Suresh, DK, Photodynamic therapy-A strategic review, *Indian Journal of Dental Research,* 21(2), 2010, 285.

• Marsh PD, Microbial ecology of dental plaque and its significance in health and disease, *Advances in Dental Research,* 8(2), 1994, 263-271.

• Matthews DC, The relationship between diabetes and periodontal disease, *Journal of Canadian Dental Association*, 68(3), 2002, 161-164.

• Mattila KJ, Pussinen PJ, Paju S, Dental infections and cardiovascular diseases: a review, *Journal of Periodontology,* 76(11-s), 2005, 2085-2088.

• McDevitt MJ, Wang HY, Knobelman C, Newman MG, di Giovine FS, Timms J, Kornman KS, Interleukin-1 genetic association with periodontitis in clinical practice, *Journal of Periodontology,* 71(2), 2000, 156-163.

• Meisel P, Kocher T, Photodynamic therapy for periodontal diseases: state of the art, *Journal of Photochemistry and Photobiology B: Biology,* 79(2), 2005, 159-170.

• Mombelli A, Samaranayake LP. Antibióticos tópicos e sistémicos na gestão das doenças periodontais, *International Dental Journal,* 54(1), 2004, 3-14.

• Moritz A, Gutknecht N, Doertbudak O, Bacterial reduction in periodontal pockets through irradiation with a diode laser: a pilot study, *Lasers in Medicine and Surgery,* 15, 1997, 33-37.

• Offenbacher S, Katz V, Fertik G, Periodontal infection as a possible risk fator for preterm low birth weight, *Journal of Periodontology,* 67(10), 1996, 11031113.

• Oliver RC, Brown LJ, Loe H, An estimate of periodontal treatment needs in the US based on epidemiologic data, *Journal of Periodontology,* 60(7), 1989, 371-380.

• Page RC, The pathobiology of periodontal diseases may affect systemic diseases: inversion of a paradigm, *Annals of Periodontology,* 3(1), 1998, 108120.

• Petersen PE, Kwan S, Evaluation of community-based oral health promotion and oral disease prevention-WHO recommendations for improved evidence in public health practice, *Community Dental Health,* 21(4), 2004, 319-329.

• Petersen PE, Ogawa H, The global burden of periodontal disease: towards integration with chronic disease prevention and control, *Periodontology 2000,* 60(1), 2012,15-39.

• Philstrom BL, Michalowicz BS, Johnson NW, Doenças periodontais, *Lancet,* 366, 2005, 1809-1820.

• Preshaw PM, Seymour RA, Heasman PA, Conceitos actuais na patogénese periodontal, *Dental Update,* 31(10), 2004, 570-572.

• Quirynen M, Teughels W, Van Steenberghe D, Microbial shifts after subgingival debridement and formation of bacterial resistance when combined with local or systemic antimicrobials, *Oral Diseases,* 9(s1), 2003, 30-37.

• Rodrigues RMJ, Goncalves C, Souto R, Feres-Filho EJ, Uzeda, M, Colombo APV, Antibiotic resistance profile of the subgingival microbiota following systemic or local tetracycline therapy, *Journal of Clinical Periodontology,* 31(6), 2004, 420-427.

• Ryan ME, Nonsurgical approaches for the treatment of periodontal diseases (Abordagens não cirúrgicas para o tratamento de doenças periodontais), *Dental Clinics of North America,* 49(3), 2005, 611-636.

• Scannapieco FA, Ho AW, Potenciais associações entre doença respiratória crónica e doença periodontal: análise do National Health and Nutrition Examination Survey III,

Journal of Periodontology, 72(1), 2001, 50-56.

• Seymour GJ, Ford PJ, Cullinan MP, Leishman S, Yamazaki K, Relationship between periodontal infections and systemic disease, *Clinical Microbiology and Infection,* 13(s4), 2007, 3-10.

• Shah N, Oral health care system for elderly in India (Sistema de cuidados de saúde oral para idosos na Índia). *Geriatria, Gerontologia Internacional,* 4(s1), 2004, S162-S164.

• Shaju JP, Zade RM, Das M, Prevalência de periodontite na população indiana: A literature review, *Journal of Indian Society of Periodontology,* 15(1), 2011, 29.

• Shaw L, Saxby MS, Destruição Periodontal na Síndrome de Down e na Periodontite Juvenil: Quão próxima é a semelhança?, *Journal of Periodontology,* 57(11), 1986, 709-715.

• Slots J, Mashimo P, Levine MJ, Genco RJ, Periodontal therapy in humans: I. Microbiological and clinical effects of a single course of periodontal scaling and root planing, and of adjunctive tetracycline therapy, *Journal of Periodontology,* 50(10), 1979, 495-509.

• Slots J, Rams TE, Antibiotics in periodontal therapy: advantages and disadvantages, *Journal of Clinical Periodontology,* 17(s1), 1990, 479-493.

• Suchett-Kaye G, Decoret D, Barsotti O. Intra-familial distribution of Fusobacterium nucleatum strains in healthy families with optimal plaque control, *Journal of Clinical Periodontology,* 26(6), 1999, 401-404.

• Tatakis DN , Kumar PS. Etiology and pathogenesis of periodontal diseases, *Dental Clinics of North America,* 49(3), 2005, 491-516

• Walker CB. Selected antimicrobial agents: mechanisms of action, side effects and drug interactions, *Periodontology 2000,* 10(1), 1996, 12-28.

• Winkelhoff AJ, Rodenburg JP, Goene RJ, Abbas F, Winkel EG, Graaff J, Metronidazole plus amoxycillin in the treatment of Actinobacillus associated periodontitis, *Journal of Clinical Periodontology,* 16(2), 1989, 128-131.

Capítulo 2

Terapia fotodinâmica antimicrobiana e deteção de placas com base em laser - Situação atual da investigação

2.1 Introdução

A presente tese descreve dois aspectos da interação do laser com o tecido biológico, nomeadamente, a terapia foto dinâmica antimicrobiana (aPDT) para o tratamento da periodontite crónica e a autofluorescência induzida por laser para a deteção e caraterização da placa dentária.

A palavra LASER é o acrónimo de Light Amplification by Stimulated Emission of Radiation (Amplificação da Luz por Emissão Estimulada de Radiação). Schwarz *et al.* (2009) descreve-o como um dispositivo que emite luz através de um processo denominado emissão estimulada, apresentando radiação electromagnética colimada (paralela) e coerente (temporal e espacialmente) de um único comprimento de onda. A utilização de lasers para tratamento tornou-se comum no domínio da medicina e da medicina dentária. As teorias deduzidas por Einstein no início dos anos 1900 constituíram mais tarde a base do primeiro dispositivo laser, fabricado por Theodore Maiman em 1960 no Hughes Research Laboratory, na Califórnia. Em 1964, Stern e Sognnaes e Goldman *et al.* relataram a aplicação de um laser de rubi ao esmalte e à dentina. No entanto, com os recentes avanços e desenvolvimentos de uma vasta gama de comprimentos de onda laser e diferentes sistemas de aplicação, os lasers têm vindo a ganhar popularidade na medicina dentária. Os efeitos da irradiação da luz nos tecidos duros dentários podem, até certo ponto, ser avaliados em termos do que acontece quando a luz interage com o tecido (Ishikawa *et al.,* 2004). Estão envolvidas caraterísticas biológicas e fisiológicas complexas dos tecidos, que também estão inter-relacionadas. Por conseguinte, o manuseamento de lasers requer uma boa compreensão das propriedades físicas da luz e é necessário para compreender e controlar o resultado da sua interação para uma multiplicidade de aplicações clínicas.

2.2 Princípios básicos da interação entre a luz e os tecidos

A luz é o espetro eletromagnético que cobre uma gama extremamente vasta, desde as ondas de rádio com comprimentos de onda de um metro ou mais até aos raios X com comprimentos de onda inferiores a um bilionésimo de metro. A radiação ótica situa-se entre as ondas de rádio e os raios X no espetro, exibindo uma mistura única de propriedades de raio, onda e quantum e é mostrada na Figura 2.1.

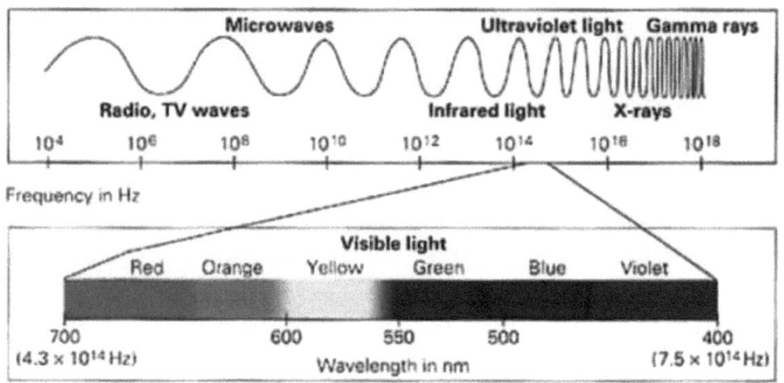

Fig 2.1 Ondas electromagnéticas da luz

A luz laser tem a particularidade da coerência, do brilho caraterístico e é monocromática. Diz-se que tem coerência porque as ondas electromagnéticas dos raios luminosos estão em fase umas com as outras, tanto no espaço como no tempo. Tem um brilho caraterístico porque permanece colimado e mantém as suas concentrações, enquanto o brilho se traduz em concentrações elevadas de energia quando o laser é focado num pequeno ponto. Como todos os fotões têm o mesmo comprimento de onda, diz-se que o laser é monocromático (Niemz, 2007). Este facto contrasta grandemente com uma lâmpada incandescente típica, que emite comprimentos de onda de todo o espetro, normalmente comprimentos de onda desde o ultravioleta, passando por todo o visível, até à gama dos infravermelhos ou mais (Powell, 1992). O feixe laser pode percorrer uma distância considerável com muito pouco movimento à medida que sai do dispositivo laser e, ao não divergir com a distância, a luz laser mantém o brilho (Powell, 1992; Anderson *et al.*, 1994; Niemz, 2007).

Após a irradiação com luz, podem ocorrer vários processos quando os fotões atravessam o tecido, conforme ilustrado na Figura 2.2. Os vários processos de absorção, reflexão, dispersão, transmitância e fluorescência podem ser utilizados para vários fins médicos.

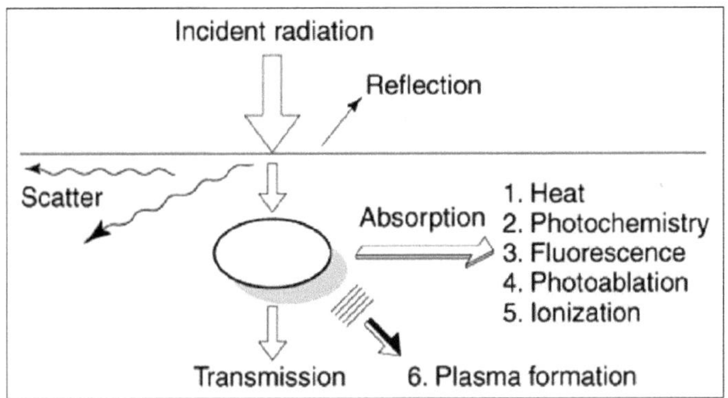

Fig 2.2 Os vários processos durante a interação entre a luz e os tecidos.

2.3 Perspetiva histórica da aPDT na periodontite crónica

Ackroyd *et al.* (2001) apresenta um historial pormenorizado da terapia fotodinâmica, em que a utilização da luz como agente terapêutico remonta a milhares de anos. Sabe-se que os gregos praticavam a helioterapia, que consiste na exposição solar de corpo inteiro. Este método também era utilizado para tratar doenças de pele, como a psoríase, o vitiligo e o cancro no antigo Egito, na Índia e na China (Daniell *et al.*, 1991). A literatura mostra que doenças como o escorbuto, a tuberculose, a paralisia, o reumatismo, o edema e a fraqueza muscular eram tratadas com luz solar nos séculos XVIII e XIX em França (Ackroyd *et al.*, 2001). Embora o conceito de aPDT seja conhecido há vários anos, só muito mais tarde é que se tornou popular entre os médicos. Niels Finsen tratou muitos doentes que sofriam de lúpus vulgar, com exposição à luz UV e UV próxima. Por este trabalho, recebeu o Prémio Nobel da Medicina em 1903 e, por isso, é considerado o fundador da fototerapia moderna. O conceito de morte celular induzida pela interação da luz e de substâncias químicas foi reconhecido desde o início do século XX. Oscar Raab, um estudante de medicina que trabalhava em Munique com o Professor Herman von Tappeiner, descobriu acidentalmente que a combinação de laranja de acridina e luz tinha um efeito letal numa espécie de Paramecium. Descobriu ainda que o efeito desta combinação era muito maior do que o efeito da acridina ou da luz isoladamente. (Dougherty *et al.*, 2002).

Posteriormente, Raab postulou que este efeito era causado pela transferência de energia da luz para a substância química, semelhante à observada nas plantas após a absorção da luz pela clorofila (Debefve, 2007). Von Tappeiner previu a potencial aplicação futura de substâncias fluorescentes na medicina quando ele e Jesionek (um dermatologista) utilizaram eosina tópica e luz branca para tratar tumores cutâneos. Von Tappeiner também demonstrou a necessidade de oxigénio nas reacções de fotossensibilização e, em

1907, introduziu o termo "ação fotodinâmica" para descrever este fenómeno (Ackroyd *et al.*, 2001; Reddy *et al.*, 2012).

Depois disso, as porfirinas foram amplamente estudadas como PS no tratamento de tumores. Em 1913, pela primeira vez, as porfirinas foram utilizadas em seres humanos. Curiosamente, o cientista alemão Friedrich Meyer-Betz testou os efeitos de 200 mg de hematoporfirina primeiro na sua própria pele. Mais tarde, Richard Lipson e colegas estudaram um composto que foi desenvolvido por Samuel Schwartz chamado "derivado de hematoporfirina" (HPD) (Ackroyd *et al.*, 2001). Kelly e colaboradores, juntamente com Dougherty *et al.*, realizaram os primeiros estudos clínicos em seres humanos na década de 1970 e, em 1993, o primeiro medicamento de PDT foi aprovado para o tratamento profilático do cancro da bexiga no Canadá. A seguir, em 1998, o Photofrin foi aceite pela FDA para o tratamento do cancro do esófago e do pulmão. (Dolmans *et al.,2003;* Raghavendra *et al.*, 2009).

2.3.1 Mecanismo de ação

O termo "ação fotodinâmica" é utilizado para distinguir as reacções fotossensibilizadas em biologia dos processos físico-químicos que ocorrem nas emulsões das películas fotográficas (Dougherty *et al.*, 1998). Na mesma literatura, foi sugerido que esta definição deveria ser aplicada apenas a reacções fotoquímicas em que o oxigénio é consumido, que são basicamente de dois tipos, dependendo da natureza dos passos primários. Dougherty *et al.*, 1998, estudaram o envolvimento inicial de intermediários radicais que são subsequentemente eliminados pelo oxigénio e a geração do oxigénio singlete altamente citotóxico por transferência de energia do sensibilizador fotoexcitado. A seletividade microbiana observada com a PDT parece dever-se a diferenças na farmacocinética das células de mamíferos e de bactérias e não a eventos de reconhecimento específicos (Katie, 2005). A especificidade da PDT é favorecida pelo facto de o oxigénio singlete ter um tempo de vida curto nos sistemas biológicos (<0,04 microssegundos) e, por conseguinte, um raio de ação curto (<0,02 mm) (Dougherty *et al.*, 1998). A representação esquemática da aPDT antimicrobiana é apresentada na Figura 2.3.

Embora os efeitos da ação fotodinâmica sejam conhecidos há muito tempo, o interesse pela sua utilização prática só aumentou nos últimos anos. Vários estudos demonstraram que é possível matar bactérias gram-positivas, bem como gram-negativas. No entanto, a utilização da aPDT contra micróbios intracelulares colocou desafios adicionais, uma vez que era necessário explorar o papel de diferentes células hospedeiras com fotossensibilidades diferentes (Katie *et al.*, 2005).

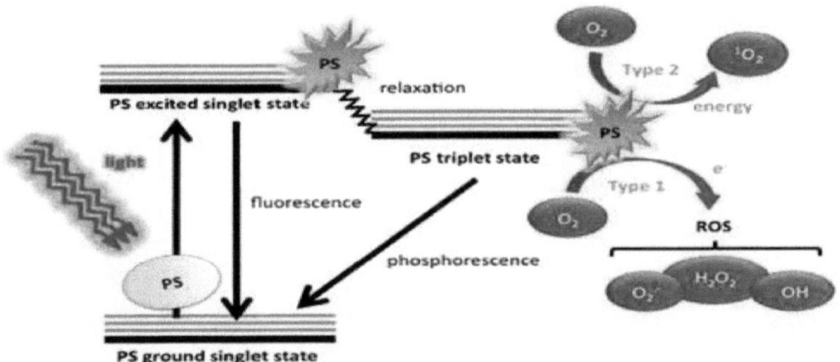

Fig 2.3 Representação esquemática da PDT antimicrobiana. O fotossensibilizador (PS), na presença de luz, fica excitado e produz espécies tóxicas de oxigénio que danificam o ADN e/ou os locais da membrana (Cortesia: Dai *et al.,*(2012). *Frontiers in Microbiology)*

2.3.2 Suscetibilidade de espécies gram positivas e gram negativas ao aPDT

A suscetibilidade à destruição de bactérias por aPDT é diferente entre espécies Gram positivas e Gram negativas. As bactérias Gram positivas são mais susceptíveis à foto-inativação do que as Gram negativas (Minnock *et al,* 1996). Isto deve-se à membrana citoplasmática externa relativamente porosa, aos peptidoglicanos e ao ácido lipoteicóico fora da camada citoplasmática das bactérias Gram positivas, que permite que o fotossensibilizador neutro ou aniónico se ligue eficazmente e se difunda para os locais sensíveis. A estrutura mais complexa da membrana externa das bactérias Gram negativas forma uma barreira física e funcional entre a parede celular e o seu ambiente, o que dificulta o acesso do fotossensibilizador aos locais-alvo internos (Hamblin *et al.,* 2004). A presença de uma molécula policádica (poli-L-lisina-cloro, polimixina B nonapeptídeo) ou a utilização de agentes activos da membrana (tratamento com tris-EDTA), que libertam lipopolissacárido, pode aumentar esta difusão (Bertoloni *et al.,* 1990).

Verificou-se que muitos agentes patogénicos periodontais são susceptíveis ao laser infravermelho na presença de vários tipos de fotossensibilizadores, como o azul de toluidina-O e o azul de metileno, o que sugere que a aPDT pode ser potencialmente vantajosa na terapia periodontal (Takasaki *et al.,* 2009; Azarpazhooh *et al.,* 2010). Foram registadas alterações na ultra-estrutura das células, tais como uma estrutura desordenada da parede celular; células alongadas ligadas entre si sem separação das células filhas e diferentes áreas de baixa densidade no citoplasma (Nitzan *et al.,* 1992) após a irradiação de *Staphylococcus aureus, Escherichia coli* e *Pseudomonas aeruginosa* na presença de PS. Verificou-se também que a irradiação de bactérias com luz na presença de PS provoca danos no ADN (Menezes *et al.,* 1990), embora a modificação deste alvo possa não ser a causa principal da morte celular bacteriana (Schafer *et al.,* 1998).

2.4 Ensaios clínicos controlados e aleatórios na periodontite crónica

2.4.1 Definição do caso

No entanto, vários ensaios aleatórios controlados (RCTs) e revisões sistemáticas apresentam resultados contrastantes relativamente à eficácia da aPDT na periodontite crónica. A heterogeneidade dos critérios de seleção e da metodologia é uma questão importante. Foram utilizadas muitas definições de caso diferentes para os ensaios clínicos, tais como periodontite crónica (Christodoulides *et al.*, 2009), periodontite grave (Balata *et al.*, 2013) com profundidade de bolsa superior a 5 mm (Lui *et al.*, 2011; Berakdar *et al.*, 2012; Luchesi *et al.*, 2013; Dilsiz *et al,* 2013), bolsas periodontais não tratadas (Christodoulides *et al.*, 2009), bolsas entre 5-9mm (Theodoro *et al.*, 2011) e bolsas residuais durante a terapia periodontal de suporte (Chondros *et al.*, 2007; Ruhling *et al.*, 2010; Cappuyns *et al.*, 2012; Giannopoulou *et al.*, 2012; Campanile *et al.*, 2013; Kolbe *et al.*, 2104). A presença de *F.nucleatum* na periodontite crónica localizada foi um critério de inclusão noutro estudo (Sigusch *et al.*, 2010). A maioria dos estudos incluiu dentes com uma única raiz ou dentes com uma e várias raízes, enquanto poucos estudos relataram os efeitos da aPDT apenas em dentes com várias raízes (Luchesi *et al.*, 2011; Alwaeli *et al.*, 2013). Houve outros estudos que avaliaram a aPDT como adjuvante da SRP no tratamento da periodontite crónica, (Ruhling *et al.*, 2010; Campanile *et al.*, 2013; Bassir *et al.*, 2013; Kolbe *et al.*, 2014) e também determinaram a eficácia da aPDT como monoterapia. A Tabela 2.1 mostra a heterogeneidade das definições de caso utilizadas em vários estudos RCT envolvendo aPDT na periodontite crónica.

2.4.2 Metodologia

Os desenhos dos estudos incluíram estudos paralelos com dois braços (Chondros *et al.*, 2007; Christodoulides *et al.*, 2009; Sigusch *et al.*, 2010; Ruhling *et al.*, 2010; Luchesi *et al.*, 2013), paralelos com três braços (Campanile *et al.*,2013), boca dividida com quatro braços (Bassir *et al.*, 2013) , boca dividida com três braços (Theodoro *et al.*, 2011; Giannopoulau *et al.*, 2012; Cappuyns *et al.*, 2012; Dilsiz *et al.*, 2013; Kolbe *et al.*, 2014) e estudos de boca dividida com dois braços (Braun *et al.*, 2008; Lui *et al.*, 2011; Berakdar *et al.*, 2102; Alwaeli *et al.*, 2013; Balata *et al.*, 2013; Campos *et al.*, 2013). Nos ensaios clínicos aleatórios de boca dividida, cada sujeito é o seu próprio controlo e a maior parte da variabilidade dos resultados entre os doentes é eliminada da estimativa do efeito da intervenção. O viés pode ser induzido (Smail-Faugeron *et al.*, 2014) devido a efeitos de transferência (ou seja, contaminação ou "derramamento" dos efeitos de uma intervenção de um local para outro). Ao avaliar os resultados do aPDT em desenhos de boca dividida, a natureza emparelhada dos dados deve ser tida em conta (Donner *et al.*, 1991). Como cada sujeito recebe cada intervenção, o desenho de boca dividida pode ser mais adequado em estudos que determinam as preferências dos pacientes.

A metodologia também variou muito entre estes estudos. A maioria dos estudos calculou o tamanho da amostra com base num poder de 80% do estudo. O motivo das desistências também não foi especificado na maioria dos estudos. Poucos estudos incluíram fumadores e não fumadores (Chondros *et al.*, 2007; Giannopoulou *et al.*, 2012; Cappuyns *et al.*, 2012; Campanile *et al.*, 2013). Ao interpretar os resultados, pode também notar-se que a análise da intenção de tratamento não foi mencionada em alguns estudos.

2.4.3 Agentes fotossensibilizadores

A terapia fotodinâmica antimicrobiana tem sido aplicada com várias combinações de lasers e agentes fotossensibilizadores (PS). Em particular, o azul de metileno [cloreto de 3,7-bis(dimetil-amino) fenazatião, cloreto de tetrametiltionina] foi o corante fotossensibilizador mais utilizado nos ensaios clínicos. O azul de toluidina O também foi registado (Ruhling *et al.*, 2010; Theodoro *et al.*, 2011; Bassir *et al.*, 2013). Tanto o azul de toluidina O (TB) como o azul de metileno (MB) têm caraterísticas químicas e físico-químicas semelhantes e têm sido utilizados anteriormente para detetar tumores da mucosa ou epitélios atípicos, uma vez que a mucosa normal não pode ser corada por eles. São os PS de eleição para aPDT, pois têm uma carga catiónica pronunciada que os ajuda a ligar-se à membrana externa das bactérias gram-negativas e a penetrar nas células bacterianas, demonstrando assim um elevado grau de seletividade para matar microrganismos em comparação com as células hospedeiras dos mamíferos. Estes corantes têm sido utilizados em várias concentrações (1mg/ml a 10 mg/ml) com um tempo de permanência de 1-5 minutos na bolsa periodontal (Campanile *et al.*, 2013; Theodoro *et al.*, 2012). Após um período de permanência de 1 a 3 minutos, o excesso de PS foi lavado.

2.4.4 Fonte de luz

A intensidade da luz, em geral, diminui com a profundidade de penetração. A penetração da luz na maioria dos tecidos biológicos aumenta com o aumento do comprimento de onda, especialmente na gama de 400-700 nm. Por conseguinte, é necessário encontrar um compromisso relativamente à profundidade de penetração da luz, ao espetro de absorção do sensibilizador utilizado e aos locais de localização dos agentes patogénicos. No que diz respeito às fenotiazinas (MB,TBO), existe uma absorção efectiva da luz para comprimentos de onda superiores a 600 nm. Atualmente, são utilizados diferentes sistemas laser e fontes de luz incoerentes na aPDT. Os lasers de díodo na gama de comprimentos de onda de 635 nm a 670 nm são normalmente utilizados, exceto em alguns casos em que foram utilizados comprimentos de onda de 808 nm (Dilsiz *et al.*, 2013) e 940 nm (Lui *et al.*, 2011). Foi utilizado um aplicador de fibra ótica com vários diâmetros, variando de 200 gm a 750 gm. O tempo de aplicação do laser foi normalmente de 60 seg., enquanto 30 seg. (Lui *et al.*, 2011) e 150 seg. (Theodoro *et al.*, 2011) foram utilizados ocasionalmente. Foi utilizada uma potência de laser entre 3J/cm^2 e 320J/cm^2 . Existem grandes diferenças nestes parâmetros do laser que impossibilitam a comparação dos resultados comunicados por vários estudos.

A maioria dos estudos incluídos foi realizada numa única sessão de aPDT, enquanto alguns (Bassir *et al.*, 2013; Lui *et al.*, 2013; Campanile *et al.*, 2013) foram realizados como múltiplas aplicações de aPDT. Os resultados destes estudos de aPDT na redução da profundidade das bolsas e na fixação clínica são diferentes. Dois estudos que aplicaram aPDT repetidamente relataram melhorias nos parâmetros clínicos em comparação com o grupo de controlo (Lui *et al.*, 2011 e Campanile *et al.*, 2013). Estes estudos também mostraram melhorias nos parâmetros imunológicos e microbiológicos. Estas melhorias podem estar relacionadas com a dose múltipla de aPDT aplicada. Eduardo *et al.* (2010) verificaram que a aplicação de doses múltiplas de laser é mais eficaz do que uma dose única. A aPDT utilizada várias vezes durante as primeiras semanas de tratamento provoca um aumento do efeito antimicrobiano. O curto tempo de exposição à luz pode ser uma das principais razões para a baixa eficácia da aPDT em alguns estudos. As definições de laser de vários estudos RCT envolvendo aPDT na periodontite crónica são apresentadas na Tabela 2.2.

Enquanto alguns estudos (Campanile *et al.*, 2013; Campos *et al.*, 2013; Berakdar *et al.*, 2012; Alwaeliet *al.*, 2013; Lui *et al.*, 2011; Sigusch *et al.*, 2010; Braun *et al.*, 2008) relataram uma melhoria na profundidade da bolsa de sondagem após aPDT, outros não relataram qualquer benefício adicional da aPDT em relação à SRP (Kolbe *et al.*,2014; Luchesiet *al.*, 2013; Dilsiz *et al.*, 2013; Balata *et al.*, 2013; Bassiret *al.*, 2013; Giannopoulou *et al.*, 2012; Cappuyns *et al.*, 2012; Theodoroet *al.*, 2012; Ruhling *et al.*, 2010; Christodoulides *et al.*,2008; Chondros *et al.*, 2007). Estes parâmetros de resultados foram reavaliados em vários intervalos de tempo, desde 2 semanas a um ano. Os resultados devem ser interpretados com cuidado, uma vez que vários factores podem afetar os resultados de uma DPDT. A sonda calibrada por pressão (Braun *et al.*, 2008) e as calibrações do examinador (Kolbe *et al.*, 2014; Alwaeli *et al.*, 2013; Dilsiz *et al.*,2013; Balata *et al.*,2013; Luchesi *et al.*, 2013; Bassir *et al.*, 2013; Theodoro *et al.*,2012;

Christodoulides *et al.*, 2008; Chondros *et al.*, 2007) foram incluídas em muitos estudos para efeitos de normalização. As alterações comunicadas nestes estudos relativas a vários aspectos, tais como parâmetros clínicos, baseados no doente, imunológicos e microbianos, são discutidas nos capítulos 4-7 seguintes.

2.4.5 Sistemas aPDT disponíveis no mercado

Atualmente, a nível mundial, três empresas estão ativamente envolvidas em ensaios clínicos e a comercializar a terapia fotodinâmica antimicrobiana para a periodontite crónica. A Ondine Biopharma (www.ondinebiopharma.com) na América do Norte está a utilizar azul de metileno (MB) e luz de 660 nm, enquanto a HELBO Photodynamic Systems (www.helbo.at) na Áustria está a utilizar azul de tolduidina O (TBO) e luz de 635 nm, e a Denfotex (www.denfotex.com) no Reino Unido também utiliza TBO e luz de 635 nm.

Tabela 2.1- Definições de casos de vários estudos RCT envolvendo aPDT na periodontite crónica

Study	Population
Kolbe *et al.*, 2014 Brazil	Chronic periodontitis with at least three residual pockets ≥ 5 mm and BOP in single rooted teeth.
Luchesi *et al.*, 2013 Brazil	Chronic periodontits and one buccal or lingual class II furcation (Hamp et al.1975) with PD ≥ 5 mm and BOP in mutli-rooted teeth.
Dilsiz *et al.*, 2013 Turkey	Presence of PD ≥ 4mm non-adjacent teeth with PD ≥5 mm and presence of BOP in both single rooted and multi-rooted teeth.
Alwaeli *et al.*, 2013 Malaysia	Untreated chronic periodontitis with at least one premolar and one molar in every quadrant and at least one tooth with attachment loss of ≥4 mm in every quadrant. Both single rooted and multi-rooted teeth included.
Campanile *et al.*, 2013 Switzerland	Patients on periodontal maintenance with residual pockets ≥5 mm, CAL ≥ 2 mm and BOP in both single rooted and multi-rooted teeth.
Campos *et al.*, 2013 Brazil	At least two residual pockets (probing pocket depth (PPD) ≥5 mm with bleeding on probing (BoP)) in supportive periodontal therapy in single rooted teeth.
Bassir *et al.*, 2013 USA	Moderate to severe chronic periodontitis with PD between 4 -6 mm in both single rooted and multi-rooted teeth.
Balata *et al.*, 2013 Brazil	At least one pocket with a PD ≥ 7mm and one pocket with PD ≥5 mm and BOP on each side of the mouth in both single rooted and multi-rooted teeth.
Barekdar *et al.*, 2012 Germany	CP Patients had to have at least four teeth with a probing depth of ≥5 mm. Tooth type not mentioned.

Giannopoulou *et al.*, 2012 Switzerland	Persistence of sites with probing depths ≥ 4mm and BOP.
Cappuyns *et al.*, 2012 Switzerland	Residual pockets >4 mm and BOP in both single rooted and multi-rooted teeth.
Lui *et al.*, 2011 Hong Kong	Untreated periodontitis with PD >5 mm and BOP in single rooted teeth.
Theodoro *et al.*, 2011 Brazil	Chronic periodontitis with three non-adjacent sites with BOP and a PD from 5 to 9 mm were selected in both single rooted and multi-rooted teeth.
Sigusch *et al.*, 2010 Germany	Localized chronic periodontitis were characterized by <30% of sites with probing depths (PDs) >3.5 mm. Tooth type not mentioned.
Ruhling *et al.*, 2010 Germany	Patients with chronic periodontitis with at least two persistent pockets >4 mm in both single rooted and multi-rooted teeth.
Christodoulides *et al.*, 2009 Germany	Chronic periodontitis with PD >6 mm on at least one aspect of each tooth in both single rooted and multi-rooted teeth.
Braun *et al.*, 2008 Germany	Chronic periodontitis with at least one premolar and one molar in every quadrant with a minimum of four teeth each; at least one tooth with an attachment loss >3mm in every quadrant. Both single rooted and multi-rooted teeth included.
Chondros *et al.*, 2007 Germany	Presence of at least one site per quadrant exhibiting pocket depth of ≥ 4 mm with bleeding on probing. Tooth type not mentioned.

Tabela 2.2 - Definições de laser de vários estudos RCT envolvendo aPDT na periodontite crónica

Study	Photosensitizer	Resident time of PS	Laser Appl. Time	Laser Wavelength	Laser Output	Fiber optic tip diameter	Laser Energy
Kolbe *et al.*, 2014 Brazil	Methylene blue 10mg/ml	1 minute	1 minute	660nm	60mw	Not mentioned	129 J
Luchesi *et al.*, 2013 Brazil	Methylene blue 10mg/ml	1 minute	1 minute	660nm	60mw	600um	129 J
Dilsiz *et al.*, 2013 Turkey	Methylene blue (25g) 1%	3 minutes	1 minute	808nm	100mw	300um	6 J
Alwaeli *et al.*, 2013 Malaysia	Phenothiazine chloride; (Helbo)	1 minute	1 minute	660nm	100mw	Not mentioned	Not mentioned
Campanile *et al.*, 2013 Switzerland	Methylene blue (Periowave)	1 minute	1 minute	670nm	280mw	Not mentioned	Not mentioned
Balata *et al.*, 2013 Brazil	Methylene blue 0.01%	2 minutes	1 minute	660nm	100mw	Not mentioned	320 J
Bassir *et al.*, 2013 USA	Toluidine blue O 0.1mg/ml	3 minutes	1 minute	635nm	2w	Not mentioned	Not mentioned
Barekdar *et al.*, 2012 Germany	Methylene blue 0.01%	2 minutes	1 minute	670nm	150mw	600um	Not mentioned
Giannelli *et al.*, 2012 Italy	Methylene blue 0.03%	5 minutes	1 minute	635nm	100mw	600um	3.8 J
Giannopoulou *et al.*, 2012 Switzerland	Phenothiazine chloride; (Helbo) 100ug/ml	3 minutes	1 minute	660nm	100mw	750um	3 J
Cappuyns *et al.*, 2012 Switzerland	Phenothiazine chloride; (Helbo)	1 minute	1 minute	660nm	40mw	Not mentioned	Not mentioned

Lui *et al.*,2011 Hong Kong	Methylene blue 1%	3 minutes	30 seconds	940nm	1.5w	Not mentioned	4 J
Theodoro *et al.*, 2011 Brazil	Toluidine blue O 100ug/ml	1 minute	150 seconds	660nm	400mw	Not mentioned	Not mentioned
Sigush *et al.*, 2010 Germany	Phenothiazine (Helbo)	1 minute	1 minute	660nm	60mw	0.6mm	Not mentioned
Ruhing *et al.*, 2010 Germany	Tolonium chloride 5%	Not mentioned	1 minute	635nm	100mw	Not mentioned	Not mentioned
Christodoulides *et al.*,2009 Germany	Phenothiazine Helbo	3 minutes	1 minute	670nm	75mw	Not mentioned	Not mentioned
Braun *et al* ., 2008 Germany	Phenothiazine Helbo	3 minutes	1 minute	660nm	100mw	Not mentioned	Not mentioned
Chondros *et al.*, 2007 Germany	Phenothiazine Helbo	Not mentioned	1 minute	670nm	75mw	Not mentioned	Not mentioned

2.5 Investigação da placa dentária através de autofluorescência induzida por laser

Ao discutir uma nova modalidade de tratamento para a periodontite, deve recordar-se que o fator primário na etiopatogénese da periodontite crónica é a placa bacteriana. Assim, a deteção precoce da placa bacteriana e a sua remoção meticulosa têm sido diretamente responsáveis pela prevenção desta doença. Por conseguinte, existe uma investigação em curso para desenvolver novos sistemas de deteção e avaliação da placa bacteriana mais sensíveis. No cenário clínico, os agentes reveladores são normalmente utilizados para detetar placas incolores que são clinicamente invisíveis, tornando-as visíveis. No entanto, os doentes sentem desconforto durante a revelação, e é também inconveniente para os clínicos realizar este método na prática clínica. Pretty *et al.* (2005) detalha as dificuldades, tais como a natureza subjectiva dos índices e a necessidade de formação dos examinadores, o que aumenta frequentemente o custo dos ensaios clínicos, assim como a necessidade de um médico para realizar o exame. Mais uma vez, a capacidade de garantir que, num determinado ensaio, todos os examinadores estão calibrados não confere necessariamente fiabilidade aos ensaios realizados noutros centros ou em momentos diferentes no mesmo centro (Pretty *et al.*, 2005).

De acordo com Sagel *et al.* (2000), os métodos actuais de quantificação da placa carecem da precisão, objetividade, sensibilidade, especificidade e fiabilidade que o mais elevado nível de conceção de ensaios clínicos exige. Os testes que permitem uma melhor discriminação na deteção da placa podem ajudar a reduzir o tempo necessário para os ensaios clínicos, o que é benéfico para os médicos e para os doentes (Sagel *et al.*, 2000). Além disso, a capacidade de utilizar dados intervalares, em vez de dados ordinais, também confere força estatística aos ensaios (Pretty *et al.*, 2005). Por conseguinte, é necessário concentrarmo-nos no desenvolvimento de métodos capazes de detetar diferenças nas propriedades da placa de forma mais sensível e conveniente. Até à data, existem apenas alguns estudos in vitro que exploram a viabilidade da deteção da placa bacteriana utilizando esta técnica.

2.5.1 Fenómeno de Fluorescência

A fluorescência é o processo de absorção de luz de um comprimento de onda curto, que resulta na emissão de radiação de um comprimento de onda mais longo. Konig *et al.*, 1994, descrevem que certas moléculas, denominadas fluoróforos, ao serem excitadas eletronicamente de um nível de energia mais elevado para um nível de energia mais baixo, emitem um tipo de radiação denominado fluorescência. Na fluorescência molecular, a cor da luz emitida tem um comprimento de onda maior do que a cor da luz que a excita. Por exemplo, quando uma molécula absorve luz ultravioleta, as emissões situam-se frequentemente no espetro visível (por exemplo, vermelho visível, no caso das porfirinas). Esta relação é conhecida como "lei de Stokes", em homenagem a Sir George Stokes, que publicou o primeiro trabalho importante sobre fluorescência (Walsh *et al.*, 2007).

A fluorescência ocorre se a transição for entre estados do mesmo spin eletrónico e a fosforescência se a transição ocorrer entre estados de spin diferente. A luminescência é um termo geral utilizado para descrever a emissão de radiação, que incorpora tanto a fluorescência (de curta duração) como a fosforescência (de longa duração), bem como outros fenómenos como a bioluminescência em organismos vivos nos quais as reacções químicas geram luz. Os fenómenos de fluorescência e fosforescência são demonstrados graficamente no diagrama de energia de Jablonski. Muitas substâncias que ocorrem naturalmente apresentam fluorescência, incluindo minerais, fungos, bactérias, queratina, colagénio e outros componentes do tecido corporal; este fenómeno é designado por fluorescência primária ou autofluorescência (Hibst & Paulus, 2000).

A molécula absorve energia do estado singlete inferior no solo (s_0) e é excitada para um nível vibracional superior no estado singlete excitado (s_1, s_2). A molécula excitada posiciona-se num nível instável, onde vibra e perde energia parcialmente através de conversão interna sem emissão de fotões. Depois disso, a molécula no estado singlete excitado regressa espontaneamente a um dos níveis vibracionais do estado singlete no solo para fluorescer um fotão de menor energia (Kortum, 1996). A Figura 2.4 mostra o diagrama de energia de Jablonski que ilustra o processo responsável pelos vários tipos de emissão dos fluoróforos.

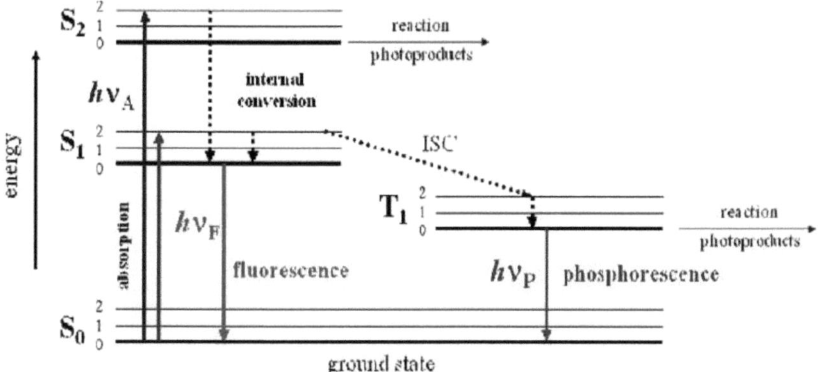

Fig 2.4 Diagrama de energia de Jablonski que ilustra o processo responsável pela fluorescência dos fluoróforos. (Cortesia: Nery *et al.*, 2010 *Chemical Education Journal*)

Para observar a fluorescência, são utilizados filtros ópticos que passam os comprimentos de onda da fluorescência mas não o comprimento de onda da excitação. Estes filtros podem variar entre vidro colorido ou polímeros (como os óculos coloridos) até aos filtros de interferência mais dispendiosos, fabricados através da deposição de camadas sobre camadas de materiais dieléctricos sobre uma superfície de vidro, cada uma das quais com índices de refração diferentes. A interferência construtiva e destrutiva ocorre com diferentes comprimentos de onda da luz, fazendo com que alguns sejam transmitidos e outros reflectidos (Walsh & Shakibaie, 2007). Nos instrumentos que medem a fluorescência, são normalmente utilizados filtros de interferência. As medições pontuais fornecem uma grande variedade de informações espectroscópicas sobre um local de tecido localizado e, por isso, são preferidas aqui.

2.5.2 Fluoróforos de tecidos endógenos

Os tecidos biológicos são constituídos por cromóforos que absorvem luz, bem como por fluoróforos que absorvem e reemitem luz. As consequentes propriedades ópticas dos tecidos, como a dispersão, a absorção, a reemissão e a reflexão, podem ajudar-nos a caraterizar os tecidos e a identificar doenças através de métodos não invasivos (Krishnaswamy & Baranoski, 2004). As biomoléculas que contêm fluoróforos intrínsecos, como as porfirinas, os aminoácidos triptofano e tirosina e as coenzimas NADH, NADPH e flavinas, são responsáveis pela autofluorescência das células e dos tecidos. Os coenzimas fluorescem na região espetral azul/verde (tempo de vida: 0,5-6 ns) e são indicadores altamente sensíveis da função metabólica (Konig & Schneckenburger, 1994). A autofluorescência azul-verde em estado estacionário e resolvida no tempo é, por conseguinte, uma medida adequada do funcionamento da cadeia respiratória, bem como de danos celulares e tecidulares. Bigio (1997) verificou que a autofluorescência na região do espetro amarelo/vermelho se baseia principalmente em porfirinas e metaloporfirinas endógenas, como a coproporfirina, a protoporfirina (tempo de vida de fluorescência dos monómeros de porfirina: > 10 ns) e a Zn-protoporfirina. Koenig & Schneckenburger, (1994) sugeriram também que microrganismos patogénicos como *Propionibacterium aches, Pseudomonas aeruginosa, Actinomyces odontolyticus* e *Bacteroides intermedius* são capazes de sintetizar grandes quantidades destes fluoróforos. Isto permite a deteção, com base na fluorescência, de uma variedade de doenças, incluindo a placa dentária em fase inicial, onde estes micróbios estão envolvidos. Os espectros de absorção e de emissão de diferentes fluoróforos em tecidos biológicos são apresentados na Figura 2.5.

Alguns dos primeiros trabalhos sobre espetroscopia de fluorescência para diagnóstico (Profio *et al.*, 1983; Alfano *et al.*, 1984) abordaram as diferenças na fluorescência nativa induzida por ultravioleta em tecidos de diferentes estados patológicos. Os estudos iniciais, in vitro, da autofluorescência devida a um único comprimento de onda de excitação, como estes, foram efectuados numa grande variedade de tipos de tecidos, incluindo tecidos dentários, ginecológicos, renais, pulmonares, timo e uma variedade de tecidos do trato gastrointestinal (Tata *et al.*, 1986; Alfano *et al.*, 1984; Vaarkamp *et al.*, 1997). Em vários destes estudos, verifica-se uma tendência geral para a fluorescência do tecido normal ser superior à fluorescência do tecido anormal. Esta e outras correlações observadas durante os estudos in vitro demonstraram o potencial da espetroscopia de fluorescência como instrumento de diagnóstico não invasivo em tempo real.

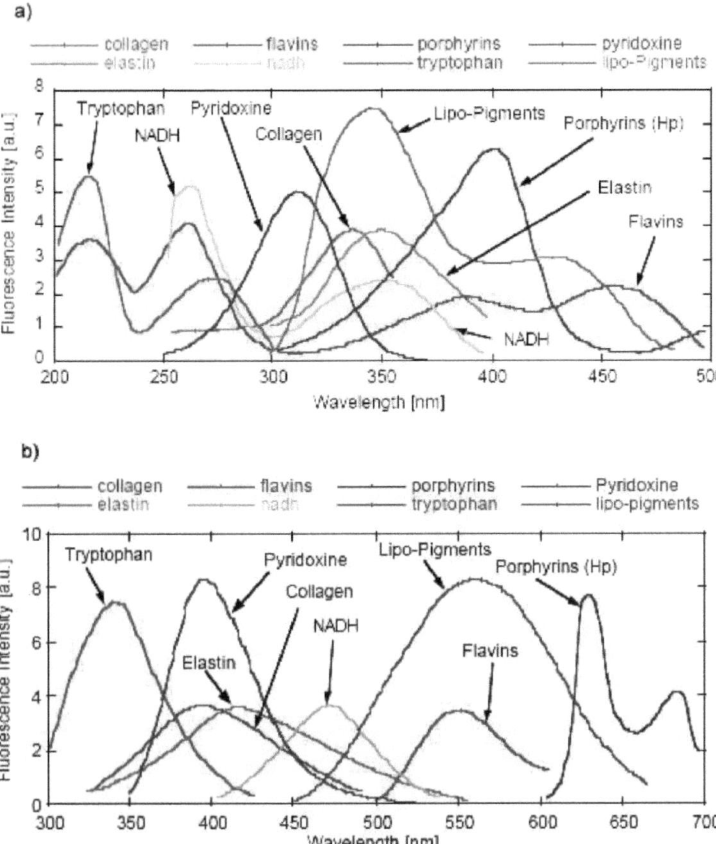

Fig 2.5 a) Espectros de absorção e b) espectros de emissão de diferentes fluoróforos em tecidos biológicos. (Cortesia: Wagnieres *et al.*, 1998. *Photochemistry and Photobiology).*

2.5.3 Fluorescência vermelha da placa dentária

A autofluorescência induzida por laser é uma técnica potencial para a deteção da placa dentária. A fluorescência vermelha da placa dentária e do cálculo foi observada pela primeira vez por Bommer (1927) e Brazier (1986) demonstrou que as bactérias orais anaeróbias podiam emitir fluorescência vermelha. Konig *et al.* (1994) referiram no seu estudo clássico que esta emissão de fluorescência vermelha foi sugerida como sendo originária de porfirinas que são sintetizadas e estão presentes em vários microrganismos. Estudos in vitro demonstraram que a emissão de fluorescência vermelha dos anaeróbios obrigatórios de pigmentação negra *Porphyromonas gingivalis, Prevotella intermedia, Prevotella melaninogenica,* bem como de *Actinomyces israelii* (Coulthwaite *et al.*, 2006) aumenta com o aumento da quantidade de placa revelada (Pretty *et al.*, 2005; Lennon *et al.*, 2006). O princípio da deteção da placa por autofluorescência induzida por laser é ilustrado na Figura 2.6.

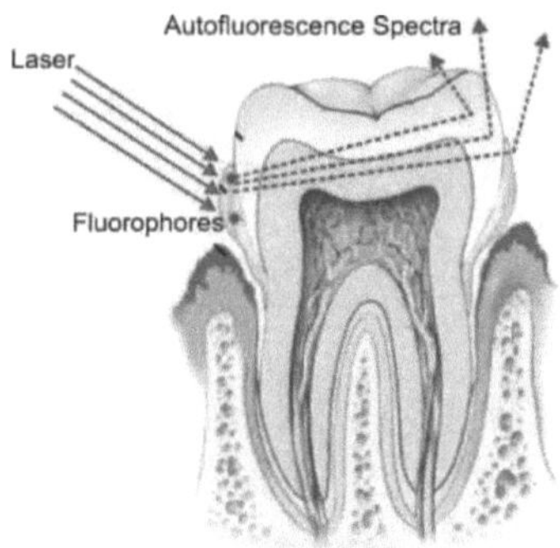

Fig 2.6 Princípio de deteção da autofluorescência induzida por laser

A placa com fluorescência vermelha constituía a maior parte da placa total e encontrava-se principalmente nas margens gengivais, que correspondem à localização da formação inicial da placa (Veen *et al.*, 2006). Estes autores também verificaram que, em culturas puras isoladas da placa in vivo, as espécies que apresentavam autofluorescência vermelha eram maioritariamente anaeróbios. A proximidade de certas espécies, como *Peptostreptococcus micros* e *Porphyromonas gingivalis*, quando cultivadas, pareciam mostrar uma fluorescência vermelha muito distinta, semelhante à encontrada na placa in vivo. No entanto, mais do que as caraterísticas das espécies individuais, poderão ser as caraterísticas intrínsecas do biofilme, ou seja, a sinalização e a sinergia entre diferentes espécies no interior da arquitetura do biofilme, que são provavelmente mais responsáveis pela autofluorescência. Verificou-se que o biofilme que emite fluorescência vermelha está associado a um elevado risco de cárie (Karlsson *et al.*, 2007). Num estudo sobre a avaliação da placa clínica de próteses removíveis, observou-se que a fluorescência vermelha aumentava com o aumento da placa, mas não foi possível estabelecer uma correlação estatística entre a placa fluorescente vermelha e a placa total depositada ao longo do tempo (Coulthwaite *et al.*, 2009).

Em contraste com a hipótese principal de que apenas os anaeróbios produzem autofluorescência vermelha, verificou-se que *Aggregatibacter actinomycemcomitans*, embora seja uma bactéria capnofílica, produz fluorescência vermelha (Bjurshammar *et al.*, 2012). Verificou-se também que não o tamanho, mas a morfologia das colónias investigadas estavam correlacionados com a área de fluorescência vermelha. Tal como em estudos anteriores, esta observação foi atribuída aos produtos metabólicos do biofilme e não a uma única espécie. Sugeriu-se que as alterações na fluorescência vermelha e na sua intensidade estivessem associadas às alterações na composição microbiana do biofilme.

Verificou-se que um aumento da intensidade da fluorescência vermelha do biofilme ao longo do tempo depende do nível de cariogenicidade (Kim *et al.*, 2014). Neste estudo, também foi registado um limiar para a fluorescência vermelha. Verificou-se que a fluorescência vermelha emitida pelos biofilmes aumentou continuamente até 7 dias, mas após 7 dias, não houve aumento da fluorescência vermelha. No entanto, deve recordar-se que as propriedades bioquímicas da placa podem ser significativamente diferentes in vitro e in vivo. Por exemplo, é provável que o rácio de nicotinamida adenina dinucleótido se altere, o conteúdo de sangue e o estado de oxidação, etc., o que pode influenciar os espectros de fluorescência (Richards-Kortum *et al.*, 1991; Hung *et al.*, 1991).

Alguns dispositivos, como o Diagnodent e o Inspektor, estão disponíveis comercialmente nos países ocidentais para a deteção da placa bacteriana. Também estão disponíveis no mercado alguns sistemas de imagiologia, tais como o Plakscope, um aparelho de teste de placa bacteriana caseiro, e a câmara intra-oral Vistacam, para visualizar a placa bacteriana, mas podem não ser úteis para visualizar a acumulação de placa bacteriana em áreas relativamente inacessíveis, como a face palatina dos dentes anteriores superiores ou a face vestibular dos dentes posteriores, devido à curvatura da arcada dentária. Embora muito recentemente o sistema de imagiologia Sopra Care tenha sido utilizado para discriminar a placa bacteriana e a inflamação gengival (Rechmann *et al.*, 2014), o estudo não pôde fornecer informações sobre a sua precisão de diagnóstico no cenário clínico, uma vez que o tamanho da amostra não era suficientemente grande. Além disso, na Índia, não existem sistemas que possam detetar e discriminar vários graus de placa com base na autofluorescência laser. Por conseguinte, nesta tese, a técnica de fluorescência foi desenvolvida e utilizada em doentes para detetar e discriminar vários graus de placa após o tratamento com aPDT.

2.6 Conclusão

A nova estratégia de utilização da aPDT parece ser prometedora, mas ainda se encontra em fase experimental. São necessários mais ensaios clínicos para estabelecer os parâmetros de tratamento óptimos para aPDT. Os estudos in vitro que utilizam aPDT demonstraram uma redução significativa dos microrganismos. Os ensaios clínicos são também encorajadores, mas os dados disponíveis são ainda inconclusivos para recomendar esta modalidade de tratamento como um protocolo de tratamento na gestão da periodontite. Como nova abordagem, a aPDT poderia ser útil como adjuvante da terapia convencional e também durante o período de manutenção. Do mesmo modo, a fluorescência induzida por laser é uma técnica com grande potencial para a deteção da placa dentária, tal como demonstrado pelos estudos in vitro. Por conseguinte, são necessários mais estudos para acelerar o aparecimento desta tecnologia inovadora para aplicações clínicas.

Referências

• Ackroyd R, Kelty C, Brown N, Reed M, The history of photodetection and photodynamic therapy (A história da fotodetecção e da terapia fotodinâmica). *Photochemistry and Photobiology,* 74(5), 2001, 656669.

• Alfano RR, Lam W, Zarrabi HJ, Alfano MA, Cordero J, Tata DB, Swenberg CE, Human teeth with and without caries studied by laser scattering, fluorescence, and absorption spectroscopy, *Journal of Quantum Electron,* 20,1984,1512-15.

• Anderson RR, Ross EV, Interações laser-tecido. Cutaneous Laser Surgery: A arte e a ciência da fototermólise selectiva, *Mosby-Year Book:* St Louis, 1994, 1-18.

• Alwaeli HA, Al-Khateeb SN, Al-Sadi A, Efeito clínico a longo prazo da terapia fotodinâmica antimicrobiana adjuvante no tratamento periodontal: um ensaio clínico aleatório, *Lasers in Medical Science,* 2013, 1-7.

• Azarpazhooh A, Prakesh S, Tenenbaum H , Goldberg M, O efeito da terapia fotodinâmica para a periodontite: A systematic review and metaanalysis, *Journal of Periodontology,* 81, 2010, 4-14.

• Balata ML, de Andrade LP, Santos DB, Cavalcant A, Ribeiro ED, Bittencourt S, Terapia fotodinâmica associada ao debridamento ultrassónico de boca inteira no tratamento da periodontite crónica severa: ensaio clínico randomizado e controlado, *Journal of Applied Oral Science,* 21(2), 2013, 208214.

• Bassir SH, Moslemi N, Jamali R, Mashmouly S, Fekrazad R, Chiniforush N, Nowzari H (2013). Desinfeção fotoactivada utilizando díodo emissor de luz como adjuvante no tratamento da periodontite crónica: um ensaio clínico aleatório piloto duplo-cego de boca dividida, *Journal of Clinical Periodontology,* 40(1), 65-72.

• Berakdar M, Callaway A, Eddin MF, Ross A , Willershausen B, Comparação entre a raspagem da raiz (SRP) e SRP/terapia fotodinâmica: estudo de seis meses, Head , *Face Medicine,* 8, 2012,12.

• Bertoloni G, Rossi F, Valduga G, Jori G, van Lier J. Photosensitizing activity of water-

and lipid-soluble phthalocyanines on Escherichia coli, *FEMS Microbiology Letters,* 59,1990, 149-155.

• Bigio IJ, Mourant JR, Ultraviolet and visible spectroscopies for tissue diagnostics: fluorescence spectroscopy and elastic-scattering spectroscopy, *Physics in Medicine and Biology,* 42(5), 1997,803

• Bjurshammar N, Johannsen A, Buhlin K, Tran^us S, Ostman C, Sobre a emissão de fluorescência vermelha de Aggregatibacter actinomycetemcomitans, *Open Journal of Stomatology,* 2(4),2012,299.

• Brazier J, A note on ultra-violet red fluorescence of anaerobic bacteria in vitro. *Journal of Applied Bacteriology,* 60,1986,121-126.

• Campanile VSM, Giannopoulou C, Campanile G, Cancela JA, Mombelli A, Terapia fotodinâmica antimicrobiana única ou repetida como adjuvante do desbridamento ultrassónico em bolsas periodontais residuais: efeitos clínicos, microbiológicos e biológicos locais, *Lasers in Medical Science,* 2013,1-8.

• Campos GN, Pimentel SP, Ribeiro FV, Casarin RCV, Fabiano CR, Marcio CZ, O efeito adjuvante da terapia fotodinâmica para bolsas residuais em dentes com raízes unitárias: um ensaio clínico controlado randomizado, *Lasers in Medical Science,* 28, 2013, 317-324.

• Cappuyns I, Cionca N, Wick P, Giannopoulou C, Mombelli A, Tratamento de bolsas residuais com terapia fotodinâmica, laser de diodo ou raspagem profunda. Um ensaio clínico aleatório, controlado por boca dividida, *Lasers in Medical Science,* 27(5), 2012, 979-986.

• Chondros P, Nikolidakis D, Christodoulides N, Rössler R, Gutknecht N, Sculean A, Photodynamic therapy as adjunct to non-surgical periodontal treatment in patients on periodontal maintenance: a randomized controlled clinical trial, *Lasers in Medical Science,* 24(5), 2009. 681-688.

• Christodoulides N, Nikolidakis D Chondros P, Photodynamic therapy as an adjunct to non-surgical periodontal treatment: Um ensaio clínico aleatório e controlado, *Journal of Periodontology,* 79, 2008, 1638-1644.

• Coulthwaite L, Pretty IA, Smith PW, Higham SM, Verran J, A origem microbiológica da fluorescência observada na placa bacteriana em dentaduras durante a análise QLF, *Caries Research,* 40, 2006,112-116.

• Daniell MD, Hill JS, A history of photodynamic therapy, *Australian and New Zealand Journal of Surgery,* 61(5), 1991, 340-348.

• Debefve E, Characterization and therapeutic exploitation of the vascular permeability induced by photodynamic therapy, 2007.

• Dilsiz A, Canakci V, Aydin T, Efeitos Clínicos do Laser de Potássio-Titanil-Fosfato e da Terapia Fotodinâmica nos Resultados do Tratamento da Periodontite Crónica: Um ensaio clínico controlado e aleatório, *Journal of Periodontology,* 84(3), 2013,278-286.

• Dolmans D E, Fukumura D, Jain RK, Photodynamic therapy for cancer, *Nature Reviews Cancer*, 3(5), 2003,380-387.

• Donner A, Eliasziw M, Application of matched pair procedures to site-specific data in periodontal research, *Journal of Clinical Periodontology*,18(10),1991, 755-759.

• Dougherty TJ, An update on photodynamic therapy applications, *Journal of Clinical Laser in Medicine and Surgery,* 20(1), 2002, 3-7.

• Dougherty TJ, Gomer CJ, Henderson BW, Jori G, Kessel D, Korbelik M, Peng Q, Photodynamic therapy, *Journal of the National Cancer Institute*, 90(12), 1998, 889-905.

• Fischman SL, Current status of indices of plaque, Journal *of Clinical Periodontology*, 13(5), 1986,371-374.

• Giannopoulou C, Cappuyns I, Cancela J, Cionca N, Mombelli A, Effect of photodynamic therapy, diode laser, and deep scaling on cytokine and acutephase protein levels in gingival crevicular fluid of residual periodontal pockets, *Journal of Periodontology,* 83(8), 2012, 1018-1027.

• Hamblin MR, Hasan T, Photodynamic therapy: a new antimicrobial approach to infectious disease?, *Photochemistry and Photobiology*,3, 2004:436-450.

• Hibst R, Paulus R, Molecular basis of red excited caries fluorescence, *Caries Research*, 34, 2000,325.

• Ishikawa I, Aoki A, Takasaki AA, Potenciais aplicações do laser de Erbium: YAG laser in periodontics, *Journal of Periodontal Research,* 39(4), 2004, 275-285.

• Katie O, Akilov OE, Hasan T, The potential for photodynamic therapy in the treatment of localized infections, *Photodiagnosis and Photodynamic Therapy,* 2(4), 2005, 247-262.

• Kim YS, Lee ES, Kwon HK, Kim BL, Monitorização do processo de maturação de um biofilme de microcosmos dentários utilizando a Fluorescência Digital Induzida por

Luz Quantitativa (QLF-D), *Journal of Dentistry,* 42(6), 2014,691-696.

• Kolbe MF, Ribeiro FV, Luchesi VH, Casarin RC, Sallum EA, Nociti Junior FH, Casati MZ, Terapia fotodinâmica durante o tratamento periodontal de suporte: Desempenho clínico, microbiológico, imunoinflamatório e centrado no paciente em um ECR de boca dividida, *Journal of Periodontology,* (0), 20141-15.

• König K, Schneckenburger H, Laser-induced autofluorescence for medical diagnosis, *Journal of Fluorescence*, 4,1994,17-40.

• Konig K, Flemming G, Hibst R. Laser-induced auto fluorescence spectroscopy of dental caries, *Cellular and Molecular Biology* (Noisy-Le-Grand France), 44,1998,1293-1300.

• Lennon AM, Buchalla W, Brune L, Zimmermann O, Gross U, Attin T, The ability of selected oral microorganisms to emit red fluorescence, *Caries Research*, 40, 2006,2-5.

• Luchesi VH, Pimentel SP, Kolbe MF, Ribeiro FV, Casarin RC, Nociti FH, Casati MZ, Terapia fotodinâmica no tratamento de furca classe II: um ensaio clínico controlado randomizado, *Journal of Clinical Periodontology,* 40(8), 2013,781-788.

• Lui J, Corbet EF, Jin L, Terapias fotodinâmicas combinadas e laser de baixa intensidade como adjuvante do tratamento não cirúrgico da periodontite crónica, *Journal of Periodontal Research,* 46(1), 2011, 89-96.

• Menezes S, Capella MA, Caldas LR, Photodynamic action of methylene blue: repair and mutation in Escherichia coli, *Journal of Photochemistry and Photobiology*, 5,1990,505-517.

• Minnock A, Vernon DI, Schofield J, Griffiths J, Howard Parish J, Brown SB , Photoinactivation of bacteria. Use of a cationic water-soluble zinc phthalocyanine to photoinactivate both gram-negative and gram-positive bacteria, *Journal of Photochemistry and Photobiology B: Biology,* 32(3),1996,159-164.

• Niemz MH, Interações Laser-Tecido: Fundamentals and Applications. Springer, EUA, 2007.

• Nitzan Y, Gutterman M, Malik Z, Ehrenberg B, Inactivation of gram-negative bacteria by photosensitized porphyrins, *Photochemistry and Photobiology,* 55, 1992, 89-96.

• Powell GL, Laser na ribalta: What will the future bring, *Journal of American Dental Association,* 123, 1992, 71-74.

• Pretty IA, Edgar WM, Smith PW, Higham SM, Quantificação da placa dentária no ambiente de investigação, *Journal of Dentistry,* 33,2005,193-207.

• Profio AE, Doiron DR, Balchum OJ e Huth GC, Fluorescence bronchoscopy for localization of carcinomain situ, *Medical Physics*,10, 1983, 35-39.

• Rechmann P, Goldin DS, Hennig T, Er:YAG lasers in dentistry: an overview, *Proceedings of SPIE,* 3248,1998:2-13.

• Reddy SR, Kotha R, Tatapudi R, Gudapati S, Sai Madhavai N,. Photodynamic therapy in oral diseases (Terapia fotodinâmica em doenças orais), *International Journal of Biological and Medical Research,* 3(2), 2012, 1875-1883.

• Richards-Kortum R, Sevick-Muraca E, Quantitative optical spectroscopy for tissue diagnosis, *Annual Review of Physical Chemistry,* 47(1),1996,555-606.

• Ruhling A, Fanghanel J, Houshmand M, Kuhr A, Meisel P, Schwahn C, Kocher T (2010), Photodynamic therapy of persistent pockets in maintenance patients-a clinical study, *Clinical Oral Investigations*, 14(6), 637-644.

• Sagel PA, Lapujade PG, Miller JM, Sunberg RJ, Objective quantification of plaque using digital image analysis, *Monographs in Oral Science*, 17, 2000,130-43.

• Schwarz F, Aoki A, Sculean A, Becker J. (2009). O impacto da aplicação do laser na cicatrização de feridas periodontais e peri-implantares, *Periodontologia 2000,* 51(1), 79-108.

• Sigusch BW, Engelbrecht M, Volpel A, Holletschke A, Pfister W, Schutze J, Terapia fotodinâmica antimicrobiana de boca inteira em pacientes com periodontite infetada por Fusobacterium nucleatum, *Journal of Periodontology,* 81(7), 2010,975981.

• Smail-Faugeron V, Fron-Chabouis H, Courson F, Durieux P, Comparação dos efeitos da intervenção em ensaios controlados aleatórios de boca dividida e de braço paralelo: um estudo meta-epidemiológico, *BM C Medical Research Methodology,* 14(1), 2014, 64.

• Takasaki AA, Aoki A, Mizutan, K, Schwarz F, Sculean A, Wang CY, Izumi Y, Application of antimicrobial photodynamic therapy in periodontal and peri-implant diseases, *Periodontology 2000,* 51(1), 2009,109-140.

• Tata DB, Foresti M, Cordero J, Tomashefsky P, Alfano MA, Alfano RR, Fluorescence polarization spectroscopy and time-resolved fluorescence kinetics of native cancerous and normal rat kidney tissues, *Journal of Biophysics,* 50,1986,463-469.

• Theodoro LH, Silva SP, Pires JR, Soares GHG, Pontes AEF, Zuza EP, Garcia VG ,

Efeitos clínicos e microbiológicos da terapia fotodinâmica associada ao tratamento periodontal não cirúrgico. A 6-month follow-up, *Lasers in Medical Science,* 27(4), 2012, 687-693.

• Vaarkamp J, Ten Bosch JJ, Verdonschot EH, Tranaeus S, Quantitative diagnosis of small approximal caries lesions utilizing wavelength-dependent fiber-optic transillumination, *Journal of Dental Research*, 76(4), 1997, 875882.

• Walsh LJ, Shakibaie F, Ultraviolet-induced fluorescence: shedding new light on dental biofilms and dental caries, *Australian Dental Practice*, 18(6), 2007, 1-7.

Capítulo 3

Materiais e métodos

3.1 Introdução

A periodontite crónica é uma das principais causas de perda de dentes em adultos. Por conseguinte, são necessárias novas estratégias terapêuticas para gerir esta doença infecciosa e reduzir os seus encargos económicos. O campo da fotónica médica está em rápida expansão, com uma grande variedade de tecnologias e instrumentos ópticos a serem desenvolvidos para aplicações de diagnóstico e terapêuticas. Estas técnicas têm a particularidade de serem geralmente não invasivas em comparação com as técnicas existentes. Uma dessas técnicas ópticas é a terapia fotodinâmica. Esta tem sido amplamente investigada nas últimas duas décadas e é considerada uma opção viável para o tratamento de cancros e de várias doenças inflamatórias e microbianas (Jori *et al*, 2006; Ericson *et al*, 2008; Yeung *et al*, 2007). Sendo a periodontite crónica uma doença multifatorial, a terapia fotodinâmica antimicrobiana (aPDT) está a evoluir como uma modalidade terapêutica promissora. O efeito desta nova modalidade de tratamento é estudado em termos de medidas de resultados clínicos, baseados no paciente e microbianos.

As variações espectrais que ocorrem devido a alterações nos níveis de placa supra-gengival têm potencial para serem investigadas como uma nova opção que detecta a placa dentária, especialmente a placa clinicamente invisível que aparece durante as fases iniciais da infeção bacteriana. A autofluorescência induzida por laser (LIAF) tem sido utilizada no estudo da deteção precoce do cancro oral (Mallia *et al*, 2008; Jayanthi *et al*, 2009) e da cárie dentária (Subhash *et al*, 2005; Thomas *et al.*, 2010). Sabe-se que um controlo eficaz da placa bacteriana após qualquer terapia periodontal constitui a pedra angular da terapia periodontal de suporte (Lang & Tonetti, 2003) e que os métodos actuais de deteção de quantidades clinicamente baixas de placa bacteriana têm algumas desvantagens inerentes (Pretty, 2005). Segue-se uma breve descrição dos protocolos de estudo, incluindo a seleção de doentes para estudos clínicos, cultura bacteriana, instrumentação, técnicas de deteção e técnicas analíticas utilizadas para o processamento de dados espectrais. As descrições pormenorizadas relativas aos estudos específicos efectuados são apresentadas nos respectivos capítulos.

3.2 Protocolo do estudo

Este estudo foi realizado em conformidade com a Declaração de Helsínquia (tal como alterada em Edimburgo, 2000) e foi aprovado pelo Comité de Ética Institucional (CEI) do Government Dental College (GDC), Thiruvananthapuram, vide CEI n.º. IEC/C/42-A/2011/DCT/ datado de 18-01-2011. O ensaio clínico foi registado no Registo de Ensaios Clínicos da Índia (CTRI) com o n.º de registo. CTRI/2014/05/004636.90 pacientes que visitaram a unidade ambulatória do Departamento de Periodontia, Government Dental College (GDC), Thiruvananthapuram, diagnosticados com periodontite crónica localizada e que consentiram em participar foram inscritos no estudo aPDT. Para a aplicação do LIAF na deteção da placa bacteriana, a população do estudo consistiu em 300 pacientes (200 no grupo de teste e 100 no grupo de validação) que se apresentaram na clínica ambulatória (OP) do Departamento de Periodontia, Faculdade de Medicina Dentária do Governo (GDC), Thiruvananthapuram. O estudo foi realizado de junho de 2011 a junho de 2013. Todos os indivíduos foram informados sobre o protocolo do estudo e o seu consentimento informado foi obtido antes do início do estudo. O estudo foi realizado no Departamento de Periodontia do GDC com os sistemas de deteção PDT e LIAF desenvolvidos no laboratório de Biofotónica do Centro de Estudos de Ciências da Terra (CESS), Thiruvananthapuram, Kerala.

3.2.1 Critérios de seleção para aPDT

Os pacientes incluídos neste estudo foram aqueles diagnosticados com periodontite crónica localizada. Os critérios de inclusão seguidos para a seleção dos pacientes incluíam: a) PPD entre 4-6 mm em pelo menos dois quadrantes diferentes da boca, b) um mínimo de 20 dentes, c) idade entre 18 e 65 anos (tanto homens como mulheres), d) dentes com uma única raiz, e) bom estado geral de saúde sem quaisquer sinais de doença sistémica, f) sem história de utilização de antibióticos nos últimos 6 meses, g) pacientes do sexo feminino não estavam grávidas ou a amamentar, h) não fumadores e i) não alérgicos ao azul de metileno/toluidina. No início do estudo, foi incluído um total de 229 dentes, que tinham uma profundidade de bolsa à sondagem entre 4-6 mm (109 no grupo de teste e 120 dentes no grupo de controlo). A PPD à volta de cada dente foi avaliada em quatro pontos diferentes e o local com a máxima

A PPD de cada dente foi registada para análise posterior e os mesmos locais foram sondados em diferentes intervalos de avaliação. Na tentativa de minimizar erros durante a sondagem periodontal, os critérios de exclusão seguidos para a seleção dos pacientes consistiram em: a) terceiros molares, b) dentes com restaurações insatisfatórias, c) lesões de cárie extensas ou fracturas, e d) dentes onde a junção cemento-esmalte é difícil de determinar e áreas com grandes alterações morfológicas gengivais.

3.2.2 Randomização

Foi utilizado um estudo controlado e aleatório, duplamente cego, para avaliar a eficácia da aPDT como adjuvante da destartarização e alisamento radicular (SRP) em pacientes com periodontite crónica. Neste estudo, cada participante foi aleatoriamente atribuído aos grupos SRP ou SRP+aPDT de acordo com a aleatorização por blocos (tamanho do bloco: 4). A sequência de atribuição foi gerada utilizando uma tabela de números aleatórios de 2 dígitos de Tippet, na qual o número aleatório menor ou igual a 88 foi escolhido e a unidade foi incluída sem substituição. As atribuições foram escondidas em envelopes opacos selados que foram numerados sequencialmente. Um periodontista experiente, que não conhecia o procedimento do estudo, recolheu todos os dados clínicos na linha de base e durante as visitas de acompanhamento, enquanto o autor efectuava a SRP e a aPDT. 88 indivíduos foram tratados e os resultados clínicos foram medidos por outro periodontista que não conhecia a seleção de pacientes e os procedimentos aPDT, de acordo com o fluxograma CONSORT (Consolidated Standards of Reporting Trials) (Figura 3.1).

Ao grupo de controlo (Grupo 1) foi administrada a SRP com bisturis manuais, curetas universais e bisturi ultrassónico. Não foi administrado qualquer outro tratamento a este grupo. Foi efectuada uma destartarização supragengival e subgengival de boca inteira em todos os locais no espaço de 24 horas, incluindo os locais avaliados, até o operador considerar que as superfícies dentárias e radiculares estavam adequadamente desbridadas e aplainadas. Este grupo incluiu 44 indivíduos (29 mulheres e 15 homens). O grupo de teste (Grupo 2) incluiu 44 indivíduos (22 mulheres e 22 homens) e os pacientes deste grupo foram tratados com aPDT para além da SRP. .

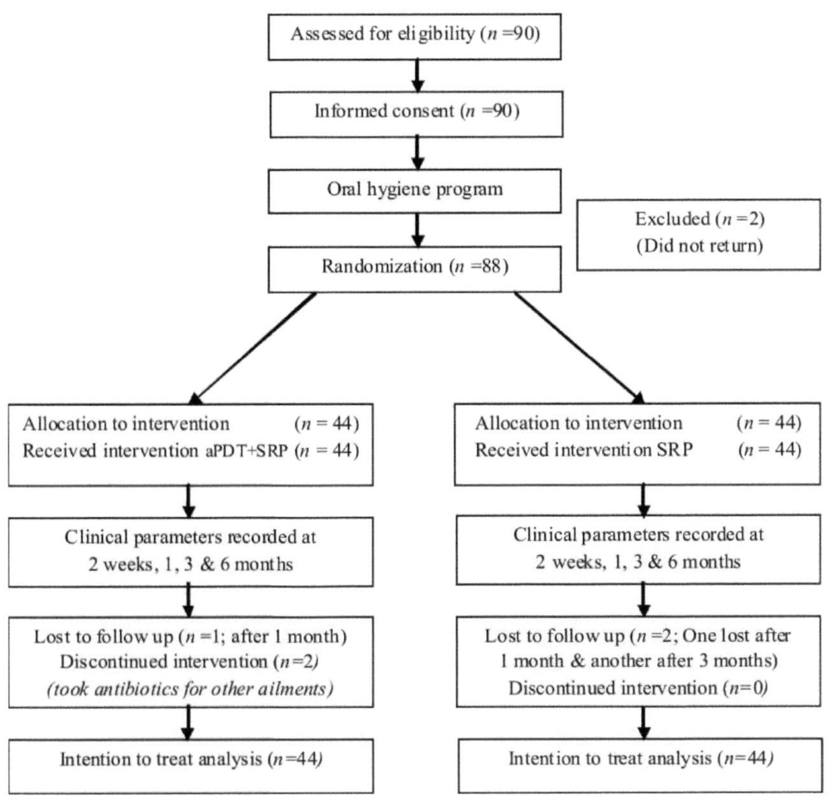

Fig 3.1-Fluxograma de **CONSORTE**

3.2.3 dispositivo aPDT

Para o estudo, foi utilizado o dispositivo de PDT ilustrado na Figura 3.2, desenvolvido no CESS, Trivandrum. Foi construído utilizando um laser de díodo (CNI Opto-electronics Tech. Co. Ltd, China) que funciona a 655 nm em modo de onda contínua (CW) e com uma potência de saída de 1W. O feixe de laser foi guiado através de um cabo de fibra ótica flexível (200 pm de diâmetro) terminado numa peça de mão em aço inoxidável (SS) concebida à medida (Figura 3.3 d) para PDT. Esta sonda de PDT tinha uma ponta de SS com um diâmetro exterior de 0,5 mm, o que facilitou o acesso às bolsas periodontais. O tratamento aPDT foi realizado com uma densidade de potência laser contínua de $60mW/cm^2$, com distribuição de energia top-hat durante 60 segundos, em cada local mesiobucal, distobucal, mesiolingual ou distolingual com bolsas de 4-6mm em dentes selecionados (Figura 3.3 a-c). aPDT juntamente com SRP foi realizada numa única sessão em cada paciente, no prazo de 24 horas. O resultado clínico foi medido 2 semanas, 1 mês, 3 meses e 6 meses após o tratamento. Durante o aPDT, tanto os clínicos como os pacientes receberam os óculos de proteção adequados (Figura 3.4).

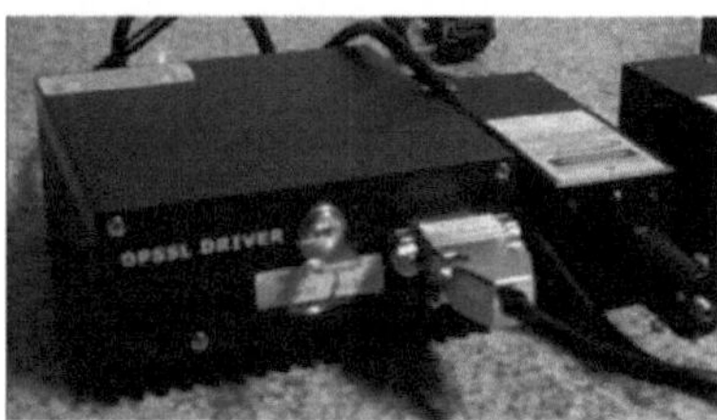

Fig 3.2- Laser de díodo de 655 nm com a unidade de controlo utilizada para o aPDT

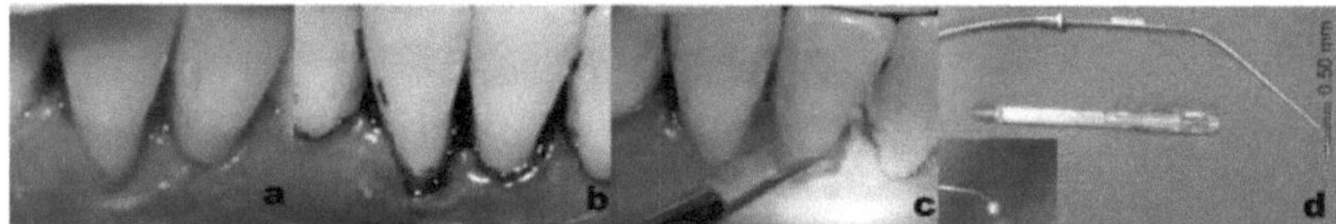

Fig 3.3 Procedimento de PDT antimicrobiana; (a) após SRP, (b) após aplicação de azul de metileno, durante aPDT com a sonda de laser de díodo de 655 nm inserida na bolsa periodontal e (d) peça de mão da sonda aPDT.

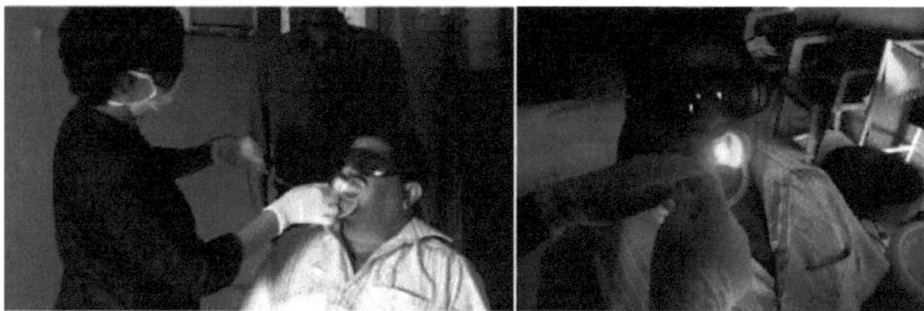

Fig 3.4 Tratamento aPDT em curso em pacientes com periodontite crónica localizada

3.2.4 Preparação do fotossensibilizador

O fotossensibilizador (PS) utilizado consistia em cristais de cloreto de 3,7-bis (dimetil-amino) fenazatião tri-hidratado [azul de metileno (MB) M9140; Sigma-Aldrich, St. Louis, MO, EUA] suspensos em água bidestilada a uma concentração de 10 mg/ml. Foram aplicados topicamente 2 ml de azul de metileno em cada local selecionado, a uma profundidade de 4-6 mm, durante 60 segundos, utilizando uma seringa. Após 3 minutos, o local foi irrigado com água destilada numa seringa para eliminar o excesso de MB, uma vez que este pode atuar como escudo ótico durante a irradiação laser. A Figura 3.4 mostra um tratamento PDT em curso.

3.2.5 Caraterísticas sócio-demográficas dos doentes no início do estudo

Variáveis como o sexo, a profissão, a educação, o rendimento, o estatuto socioeconómico (SES) e a idade foram recolhidas com base nos critérios de Kuppuswamy (1981). Entre os doentes, a ocupação foi classificada de 1 a 3 como agricultura/trabalhadores, empregados privados e funcionários públicos, enquanto a educação foi classificada de 1 a 3 como ensino básico, ensino secundário e ensino superior. O rendimento foi classificado em Rs.2000-6000, Rs. 6000-10.000 e Rs. 10.000 ou mais e pontuado de 1-3, respetivamente, enquanto o estatuto socioeconómico foi calculado como baixo, médio e alto com base nas pontuações cumulativas da ocupação, educação e rendimento

3.2.6 Monitorização dos resultados clínicos

A alteração na PPD foi avaliada como resultado primário após a intervenção, utilizando uma sonda periodontal graduada de William em 4 locais interdentários (mesiovestibular, distovestibular, mesiolingual e distolingual). A PPD foi registada no sextante anterior superior e inferior utilizando o método de dupla passagem para minimizar os erros; enquanto que as alterações nos níveis de inserção clínica (CAL), índice gengival (GI) (Loe e Silness, 1967), índice de sangramento gengival (GBI) (Ainamo e Bay, 1975) e índice de placa (PI) (Silness e Loe, 1964) foram avaliadas antes e depois do tratamento como resultados secundários (são apresentados pormenores no Capítulo 4).

3.2.7 Monitorização dos resultados com base nos doentes

Os estudos demonstraram que as medidas dos resultados em matéria de saúde não captam o impacto total do tratamento no estado de saúde (Laine, 1996; Locker, 2004). Assim, nos últimos anos, os resultados baseados no doente (PBO) ou "verdadeiros parâmetros" foram reconhecidos como medidas subjectivas, que captam as perspectivas do doente em relação à doença ou à terapia e complementam as medidas clínicas convencionais (substitutas) (Hujoel, 2004; Tsakos *et al.*, 2012). A perceção do doente ou a sua experiência de tratamento está agora a tornar-se o critério que também ajudará a determinar os serviços que prestamos. Para compreender os resultados baseados no doente, as principais queixas dos doentes e as alterações associadas após a aPDT foram registadas e seguidas até aos 6 meses, juntamente com os parâmetros clínicos e microbiológicos. As alterações nas queixas dos doentes após o tratamento em vários momentos foram registadas utilizando escalas adequadas (pormenores no Capítulo 5).

3.3 Cultura de bactérias anaeróbias - recolha de placa subgengival

A fim de estudar as alterações microbianas subgengivais após o tratamento, foram recolhidas amostras de placa subgengival de 30 pacientes na fase inicial, 2 semanas, 1 mês e 3 meses. Os materiais utilizados para a recolha de amostras de placa foram gaze estéril, rolos de algodão, ponta de papel estéril (Densply), frasco Eppendorf (Hi-Media, Índia) contendo meio de transporte de tioglicolato. Antes da amostragem, a placa supragengival foi removida do dente e isolada com rolos de algodão. Foi então utilizada uma ponta de papel esterilizada para recolher amostras de placa subgengival das profundidades mais profundas da bolsa (Figura 3.5) por doente, inserindo-a no fundo do sulco subgengival durante 30 segundos (Lang *et al.,* 1983). Depois disto, as pontas de papel foram colocadas num frasco eppendorf contendo um meio de transporte de tioglicolato e enviadas imediatamente para o laboratório para amostras de microbiologia anaeróbia (Figura 3.5).

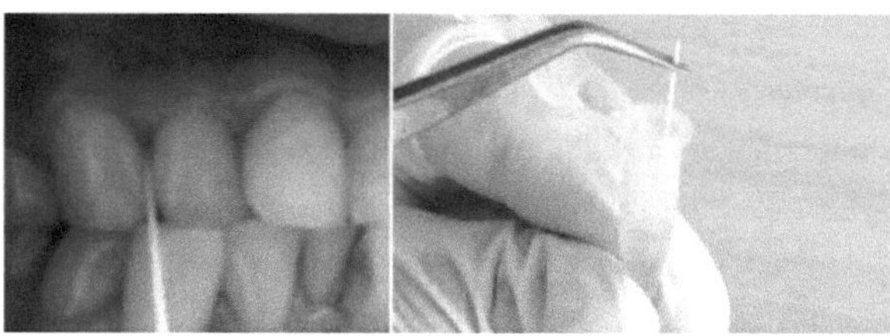

Fig 3.5 Recolha da placa subgengival com uma ponta de papel e transferência para um tubo Eppendorf

3.3.1 Processamento de amostras clínicas para cultura de anaeróbios

As amostras foram processadas para cultura anaeróbia no prazo de 24 horas à temperatura ambiente. A mistura em vórtex durante 30 segundos foi efectuada para assegurar uma distribuição uniforme dos microrganismos. Em seguida, as amostras foram diluídas em série até 10^{-5} em água destilada autoclavada e 100 ml das diluições foram semeados simultaneamente em meios anaeróbios de ágar-sangue (Hi-Media, Índia), tioglicolato e carne cozinhada de Robertson (RCM). Os meios utilizados para a recuperação de aneróbios incluíam tipos não selectivos, selectivos e de enriquecimento. O ágar-sangue de canamicina-vancomicina foi utilizado para o isolamento seletivo de anaeróbios gram-negativos. Continha 5% de sangue de carneiro desfibrinado adicionado a ágar tripticase-soja, com L-cistina, extrato de levedura, vitamina K e hemina adicionados. O meio de tioglicolato enriquecido (com hemin e suplemento de vitamina K1) foi utilizado principalmente como reserva para os meios de plaqueamento, especialmente para os Actinomyces de crescimento lento. O Tryptic soy-serum-bacitracin- vancomycin (TSBV) foi utilizado para detetar *Actinobacillus actinomycetemcomitans.*

3.3.2 Inoculação e isolamento

O ágar sangue inoculado (5% de sangue de ovelha desinfectado) foi então colocado num frasco de vidro anaeróbico e incubado a 37° C durante 7 dias. A saqueta descartável Gas Pak (Hi-Meida, Índia) foi aberta e colocada no frasco juntamente com água para criar um ambiente sem oxigénio que facilitasse o crescimento de micróbios anaeróbios. O sistema Gas Pak cria um ambiente anaeróbio através de um gerador de dióxido de carbono e hidrogénio, água e um catalisador de paládio. Colocou-se uma solução química de azul de metileno no frasco de vidro anaeróbio como indicador para saber se o ambiente estava de facto isento de oxigénio ou não (o azul de metileno tem uma cor azul escura quando oxidado na presença de oxigénio atmosférico no frasco, mas torna-se incolor quando o oxigénio desaparece e são atingidas as condições anaeróbias). O meio Trypticase Soy Serum Bacitracin Vancomycin (TSBV) foi incubado em 10% de CO_2 a 37° C durante 4 dias. Subsequentemente, estes foram examinados quanto à presença de colónias. As figuras 3.6 e 3.7 mostram a configuração do laboratório para a cultura de bactérias anaeróbias

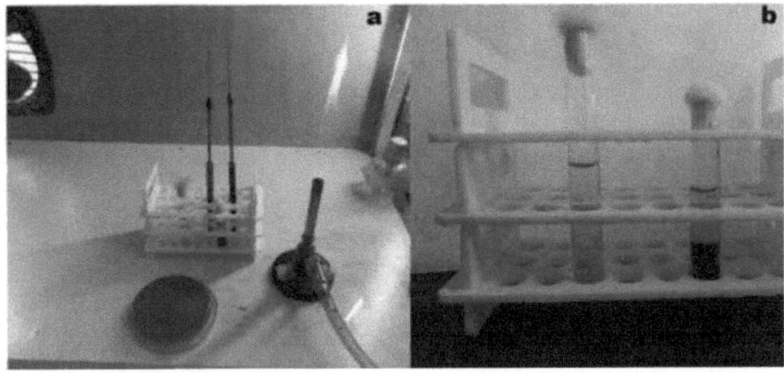

Fig 3.6 Configuração do laboratório para testes microbiológicos a) estufa de cultura para amostra aneróbia b) meios de tioglicolato e caldo de carne cozida Robertson

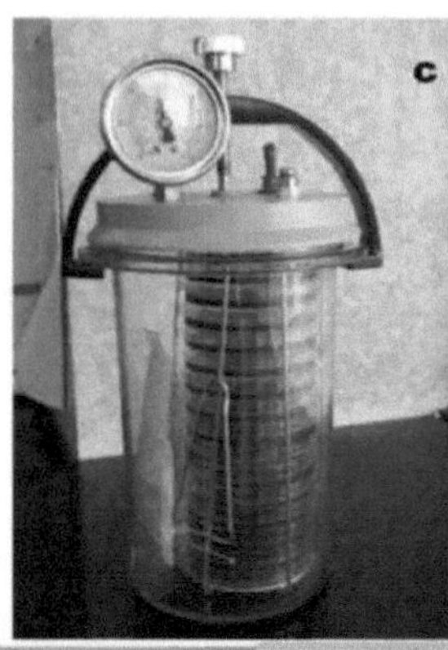
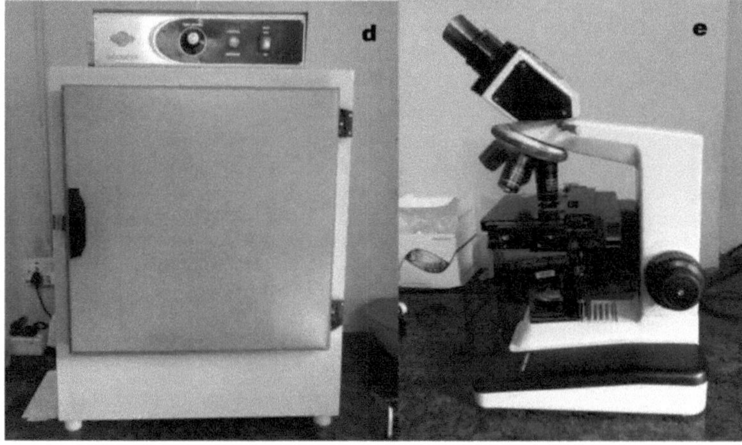

Fig 3.7 Configuração do laboratório para testes microbiológicos c) frasco de vidro anaeróbio d) incubadora (Laboratório KEMI) microscópio (Microscope Vision 2000)

São necessárias colónias isoladas para obter uma cultura bacteriana em que todas as células sejam geneticamente idênticas. Isto foi obtido por sementeira de pequenos volumes de cultura líquida em placas de Petri contendo meios nutritivos, utilizando uma ansa de inoculação de arame que foi esterilizada (ansa de arame e chama) antes e durante o procedimento de sementeira. O resultado são células bacterianas isoladas espacialmente umas das outras na superfície do meio, que depois se desenvolvem em colónias isoladas que foram retiradas da placa com uma ansa de arame ou qualquer outro instrumento esterilizado para identificação.

3.3.3 Coloração de Gram

Todas as amostras foram submetidas à coloração de Gram. Esta coloração é efectuada por rotina como um procedimento inicial na identificação de uma espécie bacteriana desconhecida. As bactérias têm uma ligeira carga líquida negativa e normalmente ligam-se a corantes com carga positiva, como o azul de metileno e o violeta de cristal. Uma espécie pode ser classificada como Gram positiva ou Gram negativa, consoante a capacidade das células para reter o corante azul. As bactérias Gram negativas não retêm a cor azul escura, mas podem ser contra-coradas de vermelho claro para que possam ser vistas em microscopia de campo claro. Uma vez que são utilizados dois corantes para distinguir os tipos de bactérias, a coloração de Gram é designada por método de coloração diferencial.

A preparação do esfregaço foi efectuada colocando as bactérias numa lâmina com uma gota de água, deixando-as secar e fixando-as depois ao calor. A preparação correta do esfregaço deve produzir uma monocamada de organismos suficientemente densa para facilitar a visualização, mas suficientemente fina para revelar as caraterísticas morfológicas. O esfregaço bacteriano foi então fixado pelo calor e corado com violeta de cristal (violeta de metilo) durante 10 segundos, seguido de tratamento com solução de iodo/iodeto de potássio a 3% durante 10 segundos. O esfregaço foi lavado com álcool para descoloração e corado com fucsina básica durante 15 segundos. Podem ser efectuados vários esfregaços na mesma lâmina, o que permite poupar tempo técnico.

O passo mais crítico da coloração de Gram é o passo de descoloração, uma vez que a coloração de violeta de cristal será removida tanto das células Gram positivas como das Gram negativas se o agente descolorante (por exemplo, álcool) for deixado demasiado tempo. Após a lavagem da coloração de contraste, a lâmina é colocada entre uma folha de papel absorvente e o excesso de água é suavemente removido. Deve ter-se o cuidado de não esfregar a lâmina com o papel absorvente, uma vez que tal poderia remover as bactérias aderentes. A reação de Gram baseia-se na estrutura da parede celular bacteriana. Nas bactérias Gram-positivas, a coloração púrpura escura do violeta cristal é retida pela espessa camada de peptidoglicano que forma a camada exterior da célula. Nas bactérias Gram-negativas, a fina camada de peptidoglicano no periplasma não retém a coloração escura, e a fuschina básica contracolore a camada de peptidoglicano.

3.3.4 Identificação e contagem de unidades formadoras de colónias

A identificação presuntiva foi efectuada de acordo com os métodos baseados na descrição de Anathanarayanan e Panicker (2009). As colónias com morfologia diferente foram coradas com gram e examinadas microscopicamente como descrito acima. Os anaeróbios foram identificados pela morfologia celular e das colónias, pela reação de coloração de Gram e por testes como a reação da catalase e da oxidase. As contagens de bactérias viáveis totais identificadas por cultura foram calculadas por contagem direta das colónias selecionadas do ágar sangue. Para avaliar a alteração da flora CFU após o tratamento e para analisar estatisticamente a alteração quantitativa, a contagem bacteriana foi efectuada antes do tratamento e nos dias 30 e 90, após o tratamento. (Pormenores no Capítulo 6).

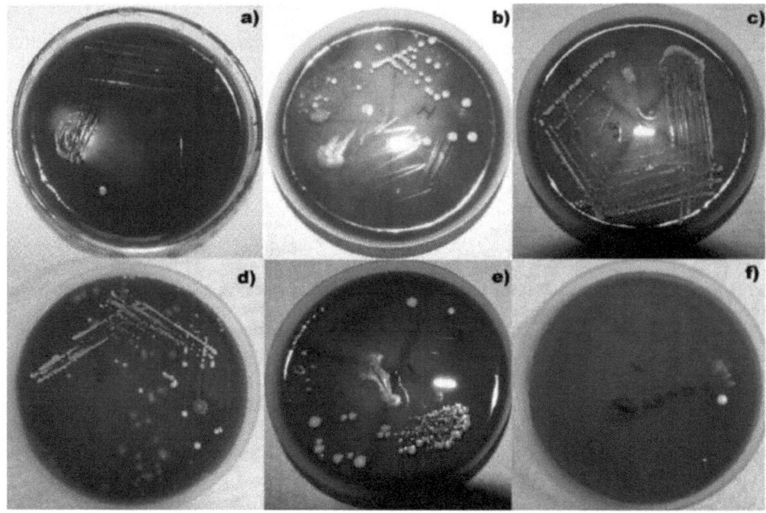

Fig 3.8- Colónias típicas de a) *P.gingivalis* b) F.*nucleatum* c) *Peptostreptococcus spp*, d) *Bacteroides spp.* e) *Veillonella spp.* e f) Cultura negativa.

3.4 Autofluorescência induzida por laser para deteção de placa dentária

3.4.1 Protocolo clínico e sujeitos

A população do estudo consistiu em 300 pacientes (200 no grupo de teste e 100 no grupo de validação) que participaram no estudo realizado na clínica ambulatória (OP) do Departamento de Periodontia do Government Dental College (GDC), Trivandrum, de junho de 2011 a junho de 2013. O protocolo do estudo foi aprovado pelo Comité de Ética Institucional do Government Dental College (GDC), Thiruvananthapuram (Aprovação n.º IEC/C/42-A/2011/DCT/datado em 18-01-2011). Foi obtido o consentimento informado de todos os participantes antes da sua inscrição (Figura 3.9) no estudo.

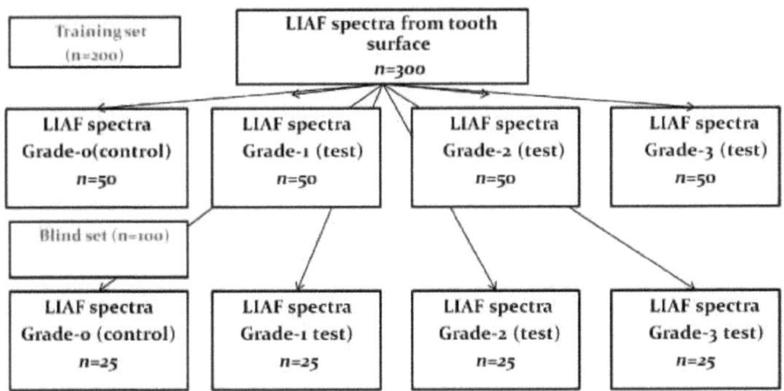

Fig 3.9 - Diagrama de fluxo do recrutamento de doentes para o estudo LIAF

3.4.2 Registo de espectros LIAF da placa dentária

Os espectros de fluorescência foram registados a partir do terço gengival dos incisivos centrais superiores em todos os 300 pacientes, utilizando um sistema portátil de espetroscopia LIAF mostrado esquematicamente na Figura 3.10. O sistema consistia num laser de díodo de 404 nm para excitação da fluorescência e num espetrómetro de fibra ótica em miniatura (Ocean Optics, Estados Unidos, Modelo: USB 2000FL VIS-NIR) ligado à porta USB de um computador para registar o espetro da placa gengival.

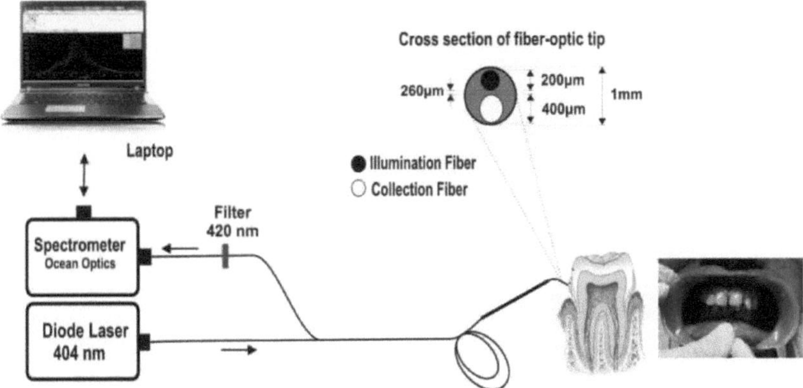

Fig 3.10 Esquema da instalação experimental para o estudo de monitorização pontual utilizando o LIAF

Uma perna da fibra ótica bifurcada (400 pm de diâmetro) guia a luz do laser para a superfície da placa através de uma peça de mão feita de aço inoxidável, enquanto outra fibra do mesmo diâmetro, mantida à parte da fibra de excitação, recolhe o sinal de fluorescência da placa para o espetrómetro através de um filtro de passagem de comprimento de onda longo (Schott GG420). A manga de PVC descartável preta inserida na ponta da sonda ajuda a impedir a entrada de luz ambiente externa no espetrómetro e a controlar a infeção. No entanto, a ponta de sonda de aço inoxidável foi esterilizada após cada utilização. A separação entre a ponta da sonda e a amostra foi optimizada (através da observação do sinal de saída) para uma distância de 3,5 mm, em que o feixe de excitação se sobrepôs completamente à área de recolha. A esta distância, a área circular total do tecido irradiada pela fibra de iluminação era de cerca de 2 mm, aproximadamente. A potência média de saída na ponta da fibra de iluminação foi monitorizada antes de cada conjunto de medições num sujeito e foi mantida a 1±.05mW utilizando um medidor de potência ótica (Ophir, Israel, Modelo: Nova) equipado com uma cabeça de fotodíodo PD 300. A dose total de luz no tecido durante a medição espetral foi medida em J/cm^2 , que é o produto da taxa de fluência e do tempo de iluminação.

No presente estudo, a dose de luz laser incidente no tecido durante cada período de medição foi de 0,2 J/cm^2 e esta dose de radiação é muito baixa para causar qualquer dano nos tecidos. A Figura 3.11 mostra o estudo clínico em curso para a deteção de placa bacteriana utilizando o LIAF.

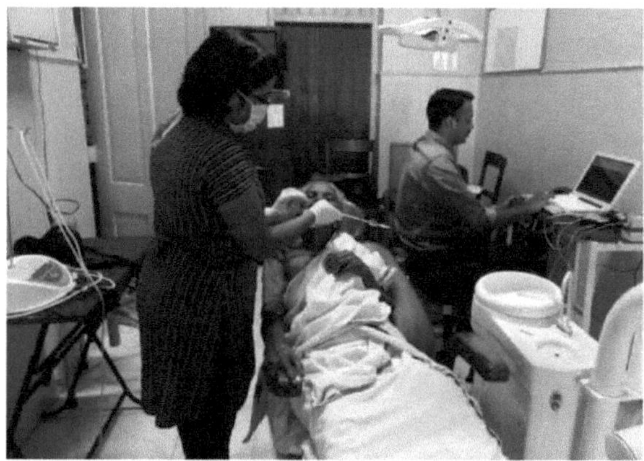

Fig 3.11 Estudo clínico para a deteção de placa bacteriana utilizando LIAF em curso

3.4.3 Escolha da fonte de luz e do comprimento de onda

Tanto os lasers coerentes como as fontes de luz não coerentes filtradas podem ser utilizados para fins de diagnóstico. No entanto, a elevada monocromaticidade, coerência e intensidade dos lasers, aliadas à sua baixa divergência, permitem a sua escolha para aplicações de medição de fluorescência que exijam a correspondência do comprimento de onda de excitação com as bandas de absorção do fluroforo tecidular em estudo. Uma vez que este trabalho diz respeito ao estudo da emissão de fluorescência das porfirinas, que se acumulam em torno dos depósitos de placa infetados com bactérias orais, é utilizado um laser de díodo que emite a 405 nm, que coincide com a banda de absorção mais forte das protoporfirinas (PpIX), para excitação. A excitação de tecidos anormais com este comprimento de onda mostra picos a 635 e 705 nm, para além de uma emissão de banda larga em torno dos 500 nm observada em tecidos normais.

Os participantes foram aconselhados a enxaguar a boca com água destilada para excluir qualquer possibilidade de fluorescência proveniente de resíduos alimentares. Um periodontista experiente identifica o local de medição e coloca a ponta da sonda na placa bacteriana, na margem gengival, sem perturbar a placa ou a gengiva, enquanto um físico, bem treinado em medição espetral ótica, regista os dados espectrais de cada doente (Figura 3.10). Para efeitos de padronização, a placa bacteriana na face vestibular do incisivo central superior de cada paciente foi classificada e registada por outro periodontista experiente, utilizando um espelho bucal e um explorador. Uma vez que a avaliação clínica poderia perturbar os depósitos de placa, as leituras espectrais foram sempre registadas primeiro. Os pacientes receberam um número de código e o periodontista que avaliou o índice de placa (teste de referência) foi mascarado relativamente às medições do LIAF.

3.4.4 Índice da placa de registo

Embora estejam disponíveis vários métodos para a deteção da placa gengival, o índice de placa de Silness e Loe (1964) foi considerado o padrão de referência neste estudo devido à sua ampla aceitação para medir a espessura da placa na margem gengival. Os critérios para o índice de placa são:

GrauDescoberta clínica

0   Nenhuma placa visível.

1   Película de placa bacteriana aderente à margem gengival livre e à área adjacente do dente. A placa só pode ser vista in situ após a aplicação de uma solução reveladora ou através da utilização de uma sonda na superfície do dente.

2   Acumulação moderada de depósitos moles dentro da bolsa gengival, ou no dente e na margem gengival, que pode ser vista a olho nu.

3   Abundância de matéria mole na bolsa gengival e/ou no dente e na margem gengival.

3.4.5 Aquisição e tratamento de dados

A placa acumulada ao longo da margem gengival foi iluminada com o laser de 404 nm e o espetro LIAF foi registado na gama espetral de 400 a 800 nm, utilizando o software OOI Base32 (Ocean Optics, EUA). As Figuras 3.12 e 3.13 mostram o sistema de monitorização pontual LIAF que foi desenvolvido no CESS para a monitorização pontual da placa dentária e a captura de ecrã do programa OOI Base 32 que mostra oito medições de um doente com placa de grau 3. Todos os dias, o espetro de fundo foi registado antes das medições e o software subtrai-o automaticamente do espetro registado. Devido à natureza diversa dos depósitos de placa, foram efectuados 15 conjuntos de medições LIAF de cada local e o valor médio de cada local foi determinado para análise posterior. (Detalhes apresentados no capítulo 7)

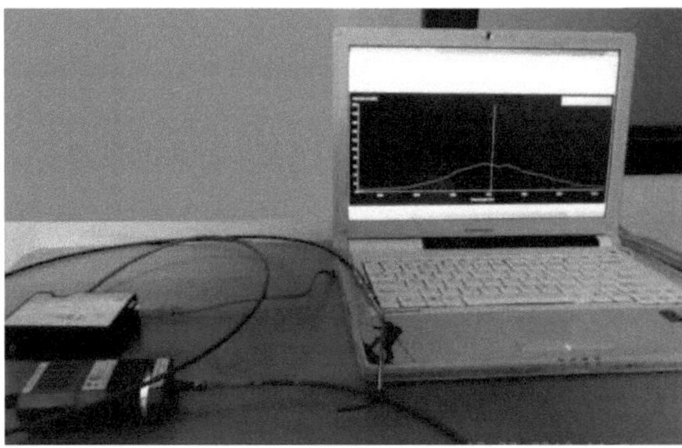

Fig 3.12 Sistema de monitorização pontual LIAF que foi desenvolvido no CESS para a monitorização pontual da placa dentária.

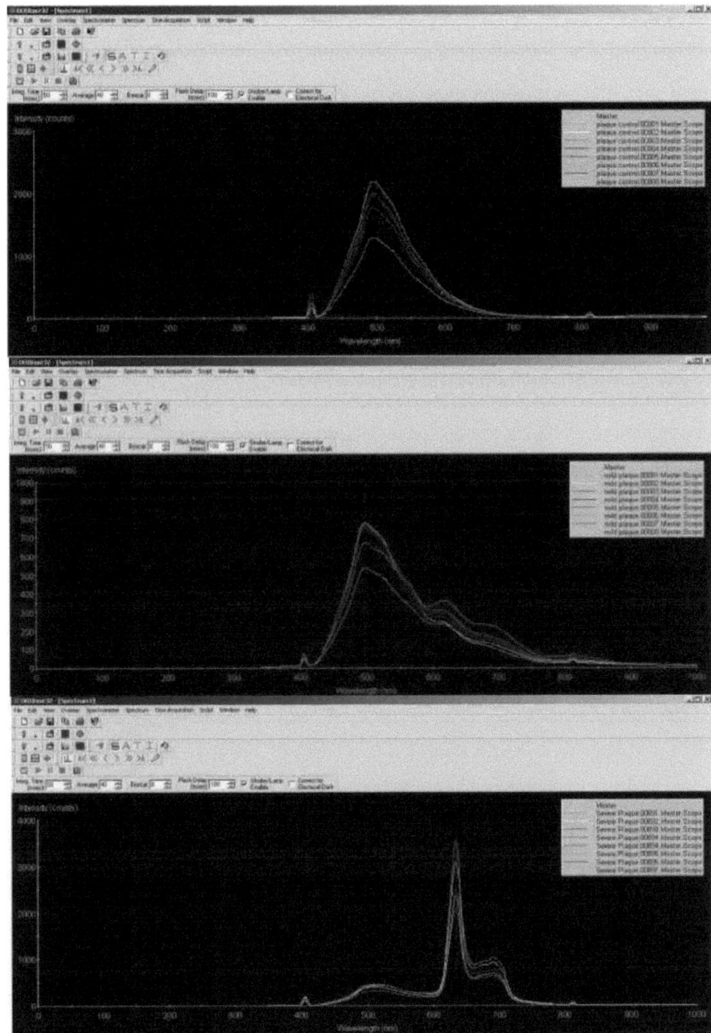

Fig 3.13 A captura de ecrã do programa OOI Base 32 mostrando espectros de fluorescência da superfície do dente com a) nenhuma placa b) placa clinicamente invisível, tradicionalmente detectada usando solução reveladora e/ou exploradora c) placa clinicamente visível, mas madura.

3.5 Análise e interpretação dos dados do aPDT e do LIAF

Esta secção descreve os vários métodos estatísticos utilizados para analisar os dados recolhidos dos doentes nesta tese.

3.5.1 Análise da intenção de tratamento (ITT)

O ITT inclui todos os doentes aleatorizados nos grupos para os quais foram aleatoriamente designados, independentemente da sua adesão aos critérios de entrada, independentemente do tratamento que efetivamente receberam e independentemente da desistência subsequente do tratamento ou do desvio do protocolo (Lewis, 1993). Todos os sujeitos que foram aleatorizados de acordo com a atribuição de tratamento aleatório foram incluídos, mesmo que tenha havido incumprimento, desvios do protocolo ou desistência. A razão estatística para a inclusão de sujeitos não cumpridores/não respondentes na análise ITT deve-se ao facto de tal ocorrer após a aleatorização e a tentativa de ter em conta o incumprimento através da exclusão de sujeitos não cumpridores pode enviesar a avaliação do tratamento (Gupta, 2011).

3.5.2 Testes de significância dos parâmetros aPDT

A fim de interpretar os dados obtidos neste estudo e torná-los objectivos, foram utilizados vários testes estatísticos no Capítulo 4-7. O pressuposto gaussiano da distribuição dos dados foi testado pelo teste de adequação de *Kolmogorov-Smirnov*. Foram aplicados testes paramétricos se a distribuição dos dados obedecesse à lei de Gauss ($p > 0,05$) e testes não paramétricos se a distribuição não obedecesse à lei de Gauss ($p < 0,05$). *O teste do qui-quadrado* foi utilizado para testar a existência de diferença significativa entre os grupos teste e controle em relação a dados categóricos como sexo, profissão, escolaridade, renda e nível socioeconômico. As variáveis contínuas, como a idade e os parâmetros clínicos dos doentes com aPDT, foram testadas quanto à existência de diferenças significativas entre o grupo de teste (SRP+aPDT) e o grupo de controlo (SRP) utilizando o *teste U de Mann-Whitney*.

O *teste de Friedman* foi utilizado como um teste estatístico não paramétrico para detetar diferenças nos tratamentos em vários intervalos de recordação. Quando o teste de Friedman mostrou significância, *o teste Wilcoxon's Signed Rank* foi utilizado para encontrar alterações significativas desde a linha de base até aos vários intervalos nos grupos de teste e de controlo. *A correlação de Spearman* é um teste não paramétrico para medir a força e a direção da relação entre os parâmetros clínicos e as percepções dos pacientes relativamente à periodontite crónica e ao tratamento com aPDT. Como alguns factores de confusão poderiam ser responsáveis pelos resultados estatisticamente significativos do tratamento, foi utilizada *a análise de covariância* (ANCOVA) em vez do teste t não pareado, uma vez que ajusta os desequilíbrios entre grupos eliminando as variáveis de confusão (Quade 1967).

Os procedimentos não paramétricos ou sem distribuição foram desenvolvidos em equivalência com a ANCOVA paramétrica clássica, que exige o pressuposto da normalidade. No entanto, na ausência do pressuposto de normalidade, foram desenvolvidos métodos não paramétricos em paralelo com a ANCOVA. Um desses métodos não paramétricos de *ANCOVA* por ordem de classificação foi desenvolvido por Puri e Sen (1969), tal como foi apresentado de forma simples por Quade (1967). Utilizando este método, as observações são ordenadas ignorando a variável de agrupamento e estes dados ordenados foram utilizados para desenvolver uma hipótese linear geral (Quade 1967, Lawson 1983/ *O teste t não pareado* foi utilizado no estudo LIAF para testar a diferença média significativa nos valores do rácio entre os vários graus da placa (grau 0 a grau 3), que eram amostras aleatórias independentes retiradas de uma população com distribuição normal. Para todos os testes estatísticos, $p<0,05$ foi considerado estatisticamente significativo, enquanto $p<0,01$ foi considerado altamente significativo.

3.5.3 Exatidão do diagnóstico do estudo LIAF

A exatidão diagnóstica do LIAF na deteção de vários graus de placa foi calculada em termos de *sensibilidade, especificidade, valores preditivos positivos* (VPP) e *valores preditivos negativos* (VPN) a partir da posição do rácio de intensidade de fluorescência (F510/F630) no gráfico de dispersão do padrão de referência do rácio de fluorescência (FRRS) relativamente aos valores de corte derivados do rácio espetral. O desempenho diagnóstico de um teste para discriminar os casos de doença dos normais é avaliado através da análise da curva ROC (receiver operating characteristic). A análise ROC baseia-se numa representação gráfica da relação recíproca entre sensibilidade e especificidade, calculada para todos os valores de limiar possíveis. Para além da relativa simplicidade desta representação visual da exatidão do teste, é possível efetuar uma análise quantitativa que produz índices resumidos da exatidão discriminatória do teste. O índice sumário mais comum é a área sob a curva (AUC), ou seja, a *área sob a curva ROC*, que é utilizada para comparações entre procedimentos. A curva ROC para um procedimento perfeito tem uma AUC de 1,0 ou 100%. Quanto mais próximo o valor da AUC estiver de 1,0 ou 100%, mais preciso é o procedimento. Todas as análises estatísticas foram efectuadas com a ajuda do software comercial Statistical Package for Social Sciences (SPSS) para Windows, versão 16.0 (SPSS Inc., Chicago, IL, EUA).

Referências

• Ainamo J, Bay I, Problems and proposals for recording gingivitis and plaque, *International Dental Journal,* 1975, 25, 229-235.

• Ananthanarayanan R, Jayaram Panicker CK, *A Text Book of Microbiology,* 2009,

Orient Longman, Índia.

• Ericson MB, Wennberg AM, Larko O, Revisão da terapia fotodinâmica na queratose actínica e no carcinoma basocelular, *Therapeutics and Clinical Risk Management,* 4(1),2008,1.

• Gupta SK, Intention-to-treat concept: A review, *Perspectives in Clinical Research,* 2(3), 2011,109.

• Hujoel PP, Endpoints in periodontal trials: the need for an evidence-based research approach, *Periodontology 2000,* 36(1), 2004,196-204.

• Jori G, Fabris C, Soncin M, Ferro S, Coppellotti O, Dei D, Fantetti L, Chiti G, Roncucci G, Photodynamic therapy in the treatment of microbial infections: Basic principles and perspective applications, *Lasers in Surgery and Medicine,*38(5),2006,468-481.

• Kuppuswamy B, Manual of Socioeconomic Status (Urban), 1st ed. Delhi: Manasayan; 1981,6-72.

• Lang NP, Kiel RA, Anderhalden K, Clinical and microbiological effects of subgingival restorations with overhanging or clinically perfect margins, *Journal of Clinical Periodontology,1983,* 10(6), 563-578.

• Lang NP, Maurizio ST, Avaliação do risco periodontal (PRA) para pacientes em terapia periodontal de suporte, *Oral Health Preventive Dentistry,* 1(1),2003, 7-16.

• Lewis JA, Machin D, Intention to treat-who should use ITT?, *British Journal of Cancer,* 68(4), 1993,647.

• Locker D, Allen F, What do measures of 'oral health-related quality of life'measure?, *Community Dentistry and Oral Epidemiology,* 35(6), 2007,401411.

• Loe H, The gingival index, the plaque index and the retention index systems, *Journal of Periodontology,* 38,1967,610.

• Pretty IA, Edgar WM, Smith PW, Higham SM, Quantificação da placa dentária no ambiente de investigação, *Journal of Dentistry,* 33,2005,193-207.

• Puri M L, Sen PK, Analysis of covariance based on general rank scores, *Annals of Mathematical Statistics ,* 40,1969, 610-618.

• Quade D, Rank analysis of covariance, *Journal of the American Statistical Association,* 62,1967, 1187-1200.

- Silness J, Loe H, Doença periodontal na gravidez. II. Correlação entre Higiene Oral e Condição Periodontal, *Ata Odontologica Scandinavica*, 22,1964,121-135.

- Subhash N, Thomas S S, Mallia RJ, Jose M, Tooth caries detection by curve fitting of laser-induced fluorescence emission: A comparative evaluation with reflectance spectroscopy, *Lasers in Surgery and Medicine*, 37(4), 2005,320328.

- Thomas SS, Mohanty S, Jayanthi J L, Varughese JM, Balan A, Subhash N, Clinical trial for detection of dental caries using laser-induced fluorescence ratio reference standard, *Journal of Biomedical Optics*,15(2), 2010, 027001027001.

- Yeung CK, Shek SY, Bjerring P, Yu CS, Kono T, Chan HH, Um estudo comparativo da luz intensa pulsada isolada e da sua combinação com a terapia fotodinâmica para o tratamento do acne facial na pele asiática, *Lasers in Surgery and Medicine,* 39(1),2007, 1-6.

Capítulo 4

Eficácia da terapia fotodinâmica antimicrobiana no tratamento da periodontite crónica - parâmetros clínicos.

4.1 Introdução

O padrão de ouro para o tratamento não cirúrgico da doença periodontal é a destartarização e o alisamento radicular (SRP). Embora a SRP tenha mostrado melhorias significativas num grande número de casos, observou-se que não é muito eficaz na eliminação completa dos agentes patogénicos periodontais subgengivais e do cálculo (Adriaens & Adriaens, 2004, Umeda *et al.*, 2004). Em alternativa, os antibióticos são amplamente utilizados hoje em dia para suprimir os agentes patogénicos periodontais e aumentar o efeito do tratamento mecânico convencional. No entanto, o uso imprudente de antibióticos resultou no desenvolvimento de microrganismos resistentes aos fármacos. Por isso, Herrera *et al.* (2002) sugeriram que o uso de antibióticos deveria ser teoricamente restringido a grupos específicos de pacientes periodontais, tais como aqueles com uma doença altamente ativa ou um perfil microbiológico específico. Uma alternativa aos antibióticos sistémicos no tratamento da periodontite crónica é a administração de agentes antimicrobianos diretamente nas bolsas periodontais. No entanto, a aplicação deste método é tecnicamente difícil em pacientes com periodontite generalizada e múltiplos locais de bolsas profundas. Por conseguinte, a terapia fotodinâmica antimicrobiana (aPDT) foi sugerida como uma alternativa para erradicar os micróbios na região subgengival, uma vez que se verificou ser eficaz na eliminação de micróbios em infecções tópicas localizadas (Katie *et al*, 2005).

A aPDT é uma abordagem moderna em medicina dentária em que a luz de um comprimento de onda adequado é utilizada na presença de um PS específico para erradicar seletivamente as células alvo. Na aPDT, o PS liga-se à bactéria alvo e pode ser ativado por luz de um comprimento de onda adequado dentro da janela terapêutica (630-830 nm). Ao absorver a energia da luz, o estado singleto do PS excitado sofre então uma passagem intersistema para o estado tripleto. O PS tripleto de longa duração reage então com o oxigénio molecular para produzir espécies reactivas de oxigénio (ROS) citotóxicas, como o superóxido, o hidroxilo e os radicais derivados de lípidos. Embora a PDT seja mais conhecida pela sua aplicação no tratamento de neoplasias, a aPDT mostra um grande potencial no tratamento da periodontite, uma vez que muitas espécies orais foram mortas in vitro por esta abordagem (Komerik *et al,* 2003; Wilson *et al.,* 2004; Pfitzner *et al,* 2004). Verificou-se que as células bacterianas e fúngicas Gram-positivas são mais susceptíveis à aPDT do que as células bacterianas Gram-negativas, porque as moléculas PS neutras ou aniónicas podem penetrar eficazmente na membrana citoplasmática, que está rodeada por uma camada relativamente porosa de peptidoglicano e ácido lipoteicóico, ou beta-glucano e quitina (Malik *et al.,* 1990). Por conseguinte, a aPDT foi proposta como uma abordagem alternativa para a inativação de bactérias em biofilmes (Schneider *et al,* 2012; Song *et al.,* 2013). Estes resultados podem nem sempre ser diretamente aplicáveis a uma situação clínica, uma vez que estes estudos foram essencialmente realizados in vitro em bactérias planctónicas, enquanto as bactérias existem principalmente sob a forma de biofilme no interior do organismo.

Os ensaios clínicos para avaliar os efeitos da aPDT como adjuvante no tratamento de pacientes com periodontite crónica e agressiva foram estudados separadamente devido às diferenças básicas entre as duas entidades de doença e as suas estratégias de tratamento. Enquanto a meta-análise de Azarpazhooh *et al.* (2010) e Sgolastra *et al.* (2013) não sugeriu qualquer benefício definitivo para a aPDT juntamente com a SRP no tratamento da periodontite, outros ensaios clínicos, incluindo a meta-análise de Atieh (2010) e Sgolastra *et al.* (2013), demonstraram benefícios clínicos adicionais quando a aPDT e a SRP foram administradas em combinação a pacientes com periodontite crónica (Braun *et al,* 2008; Sergio *et al.,* 2010; Ge *et al.,* 2011; Berakdar *et al.,* 2012; Haider *et al.,* 2013), em manutenção periodontal de suporte para bolsas residuais (Sergio *et al.,* 2010; Campos *et al.,* 2013; Campanile *et al.,* 2013) e periodontite com infeção por VIH (Filho *et al.,* 2012). Na periodontite agressiva, uma forma mais grave de periodontite, de Oliveira *et al.,* (2007) demonstraram que a aPDT tem resultados semelhantes ao SRP e Novaes *et al,* (2012) relataram que a aPDT é benéfica, enquanto Arweiler *et al.* (2013) não encontrou a aPDT para ser mais eficaz. No entanto, os resultados desses estudos precisam ser interpretados com cuidado devido às diferenças nos desenhos dos estudos. Por exemplo, Campos *et al.,* (2013) realizaram SRP com/sem aPDT em bolsas residuais em pacientes com periodontite crónica, enquanto no estudo de Arweiler *et al.* (2013), os pacientes com periodontite agressiva receberam administração adicional de antibióticos sistémicos juntamente com aPDT e no estudo de Oliveira *et al.* (2007) os pacientes receberam SRP ou aPDT num desenho de boca dividida.

Apesar da pequena dimensão da amostra e da natureza heterogénea da maioria destes estudos clínicos controlados, verificou-se que a aPDT tem um enorme potencial no tratamento da periodontite. À luz disto, o presente estudo clínico controlado e aleatório foi realizado para avaliar se o uso adjuvante da aPDT à SRP tem alguma eficácia a curto prazo no tratamento de pacientes com periodontite crónica em termos de parâmetros clínicos, tais como alterações na profundidade da bolsa à sondagem (PPD), nível de inserção clínica (CAL), índice gengival (GI), índice de placa (PI) e índice de sangramento gengival (GBI). A hipótese nula do estudo era que aPDT com SRP produziria os mesmos resultados que SRP.

4.2 Materiais e métodos

4.2.1 Temas

Noventa pacientes (51 mulheres e 39 homens) diagnosticados com periodontite crónica localizada foram incluídos neste estudo na unidade de ambulatório do Departamento de Periodontia, Government Dental College (GDC), Thiruvananthapuram, Kerala, Índia. Foi obtida aprovação ética (Capítulo 3) e os pacientes que consentiram em participar no estudo foram inscritos num programa de higiene oral antes da aleatorização.

4.2.2 Parâmetros clínicos

A profundidade da bolsa de sondagem foi medida a partir da base da bolsa periodontal até à margem gengival, utilizando uma sonda periodontal graduada de William, enquanto o nível de inserção clínica foi medido pela sonda a partir da base da bolsa até à junção cemento-esmalte. O índice gengival (Loe e Silness, 1967) foi medido utilizando uma sonda que foi cuidadosamente introduzida no fundo da bolsa e suavemente movida lateralmente ao longo da parede da bolsa para provocar hemorragia. Foram atribuídas as seguintes pontuações: pontuação 0 (gengiva normal); pontuação 1 (inflamação ligeira, ligeira alteração da cor e edema ligeiro); pontuação 2 (inflamação moderada, vermelhidão, odema, vidrado e hemorragia à sondagem); pontuação 3 (inflamação grave, vermelhidão e odema marcantes, ulceração, hemorragia espontânea). O Índice de Sangramento Gengival (Ainamo & Bay, 1975) foi efectuado através de uma sondagem suave do sulco gengival. Se ocorrer hemorragia no espaço de 10 segundos, foi registada uma pontuação de 1 (achado positivo) e o número de locais positivos e a pontuação de 0 (achado negativo) foram expressos como uma percentagem do número de locais examinados.

4.2.3 Protocolo de tratamento (Intervenções)

Todos os 88 indivíduos foram tratados pelo autor, enquanto que os resultados clínicos foram medidos por outro periodontista que não tinha conhecimento da seleção dos pacientes e dos procedimentos da aPDT, de acordo com o fluxograma do consórcio no Capítulo 3 (Fig. 3.1). Ao grupo de controlo (Grupo 1) foi administrada a SRP com bisturis manuais, curetas universais e bisturi ultrassónico. Não foi administrado qualquer outro tratamento a este grupo. Foi efectuada uma destartarização supragengival e subgengival de boca inteira em todos os locais no espaço de 24 horas, incluindo os locais avaliados, até o operador considerar que as superfícies dentárias e radiculares estavam adequadamente desbridadas e aplainadas. Este grupo incluiu 44 indivíduos (29 mulheres e 15 homens; idade média: 38,4 ± 9,6 anos). O grupo de teste (Grupo 2) incluiu 44 indivíduos (22 mulheres e 22 homens; idade média: 40,8 ± 8,3 anos) e foi tratado com aPDT, além da SRP. O fotossensibilizador utilizado consistiu em cloreto de 3,7-bis (dimetil-amino) fenazatião tri-hidratado recentemente preparado [azul de metileno (MB) M9140 Sigma-Aldrich] suspenso em água bidestilada a uma concentração de 10 mg/ml. Durante a aPDT, tanto os médicos como os doentes receberam os óculos de proteção adequados. O resultado clínico foi medido 2 semanas, 1 mês, 3 meses e 6 meses após o tratamento. A Figura 4.1 mostra a aplicação do fotossensibilizador azul de metileno seguida da irradiação da bolsa periodontal a com a sonda de laser de díodo de 655 nm.

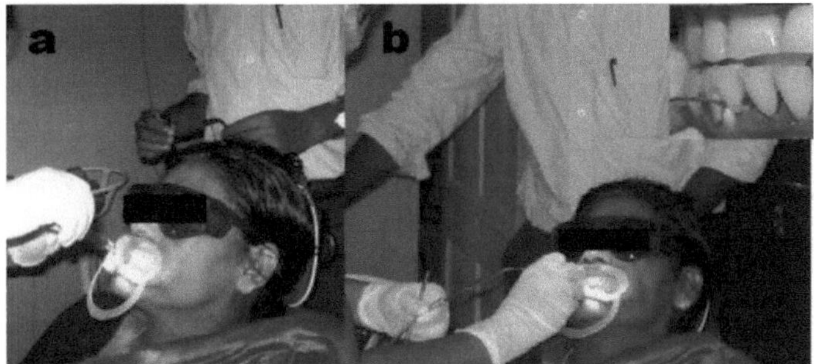

Fig 4.1-a) Aplicação do fotossensibilizador azul de metileno b) seguida de irradiação da bolsa periodontal a com a sonda laser de díodo de 655 nm.

4.2.4 Cálculo da dimensão da amostra

A dimensão da amostra foi determinada com base na profundidade da bolsa de sondagem (PPD) como medida de resultado primário, assumindo a normalidade. Foram necessários pelo menos 37 indivíduos em cada grupo (total de 74 pacientes) para detetar uma diferença moderada entre os grupos antes e depois do tratamento com um tamanho de efeito de 0,5 e um desvio padrão de 0,6. *($Z\alpha=1,96$, $Z\beta=1,28$ e $(Z\alpha+Z\beta)^2 =13$)*. Portanto, um total de 90 pacientes (20% foi adicionado para compensar a perda durante o acompanhamento) foram avaliados para elegibilidade e inscritos no programa de higiene oral. O cálculo do tamanho foi baseado na fórmula apresentada abaixo.

$$n = \frac{2\ (standard\ deviation)^2}{(effect\ size)^2} \times (Z\alpha + Z\beta)^2$$

4.2.5 Análise estatística

Foi efectuada uma análise de intenção de tratamento em que a variável de resultado clínico primário para os doentes foi a alteração na mediana da PPD em várias visitas de recordação (n = 88). A mediana (do mínimo ao máximo; intervalo interquartil) das variáveis clínicas foi calculada para cada tratamento. Como a distribuição dos dados dos parâmetros clínicos neste estudo não obedeceu à lei de Gauss pelo *teste de Kolmogorov-Smirnov* (p < 0,05), foram utilizados métodos não paramétricos para analisar os dados. A diferença significativa entre os grupos de teste e de controlo relativamente aos dados categóricos foi avaliada através do *teste do Qui-quadrado*, enquanto *o teste U de Mann-Whitney* foi utilizado para a variável contínua. Do mesmo modo, o *teste Wilcoxon's Signed Rank* foi utilizado para encontrar alterações significativas entre a linha de base e os vários intervalos nos grupos de teste e de controlo.

Como alguns factores de confusão também poderiam ser responsáveis pelos resultados estatisticamente significativos do tratamento, foi utilizada *a análise de covariância (ANCOVA)* em vez do *teste t de Student,* uma vez que ajusta os desequilíbrios entre grupos eliminando as variáveis de confusão (Quade 1967). Utilizando este método, as observações são classificadas ignorando a variável de agrupamento e estes dados classificados foram utilizados para desenvolver uma hipótese linear geral (Quade 1967, Lawson 1983).

4.3 Resultados

Entre os 90 pacientes inscritos no programa de higiene oral, 2 pacientes não regressaram para a aleatorização e, por isso, foram excluídos. Os restantes 88 pacientes foram aleatorizados em grupos de teste e de controlo. No grupo de teste, um paciente perdeu o acompanhamento, um não respondeu ao tratamento com aPDT e dois pacientes relataram ter tomado antibióticos para outras doenças. No grupo de controlo, dois doentes perderam o seguimento e dois não responderam ao tratamento. A análise da intenção de tratar foi efectuada para todos os 88 doentes que foram aleatorizados e os dados em falta foram tratados pelo método da última observação transportada (LOCF). Na contagem final de

88 doentes na linha de base, não se verificaram diferenças estatisticamente significativas entre os grupos de teste e de controlo no que diz respeito ao estatuto socioeconómico (p>0,05) (Tabela 4.1). Da mesma forma, não foram encontradas diferenças significativas entre o grupo de pacientes do teste e o grupo de controlo no que diz respeito aos valores de referência dos parâmetros clínicos (p>0,05), exceto para o índice de placa (p<0,01), como mostra a Tabela 4.2. A Tabela 4.3 lista o número de dentes avaliados nos pacientes inscritos, tanto no grupo de teste como no grupo de controlo. A Fig. 4.2 a-f mostra o aspeto da gengiva na linha de base, 2 semanas e 3 meses de aPDT em dois casos.

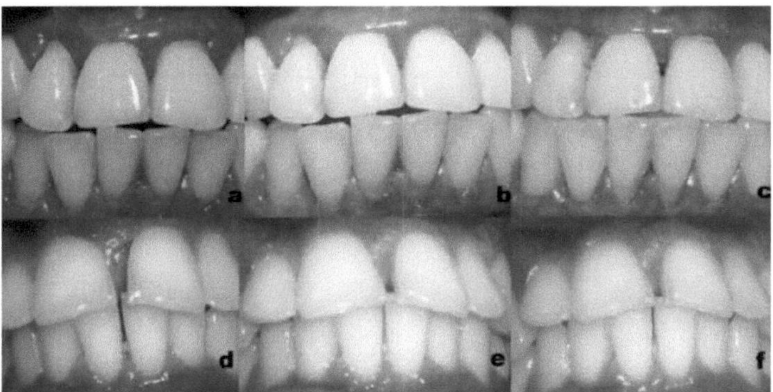

Fig 4.2 Aspeto da gengiva antes e depois da terapia fotodinâmica antimicrobiana (aPDT); no caso 1 em (a) linha de base, (b) 2 semanas e (c) 3 meses de PDT e no caso 2 em (d) linha de base, (e) 2 semanas e (f) 3 meses de aPDT.

Quadro 4.1 Caraterísticas sociodemográficas dos doentes no início do estudo

Variable	Category	SRP+aPDT	SRP	p-value
Gender	Male	22(50.0%)	15(34.1%)	0.101^{ns} $
	Female	22(50.0%)	29(65.9%)	
Occupation	Agriculture/Laborers	30(68.2%)	31(70.5%)	
	Private Employees	9(20.4%)	10(22.7%)	0.113^{ns} $
	Government Employees	5(11.4%)	3(6.8%)	
Education	Middle school	17(38.6%)	18(40.9%)	
	High school	13(29.6%)	16(36.4%)	0.176^{ns} $
	College	14(31.8)	10(22.7%)	
Income	Rs. 2000-6000	16(36.4%)	19(43.2%)	
	Rs. 6000-10000	20(45.4%)	17(38.6%)	0.881^{ns} $
	Rs. 10000 and above	8(18.2%)	8(18.2%)	
SES	Average	28(63.6%)	30(68.2%)	0.464^{ns} $
	High	16(33.4%)	14(31.8%)	
Age	Mean	40.8	38.4	0.180^{ns} #
	SD	8.3	9.6	

ns: não significativo, DP: desvio padrão, $: Teste do qui-quadrado, *#: Teste U de Mann-Whitney*

Tabela 4.2 Caraterísticas dos parâmetros clínicos no início do estudo

Baseline	Group	N	Median (Min-Max;IQR)	p-value
Gingival Score	SRP+ aPDT	44	2.0(1.5-3.0;0.5)	0.904 [ns] #
	SRP	44	2.2(1.2-2.8.0;0.5)	
Plaque score	SRP+ aPDT	44	2.0 (0.5- 3.0;0.8)	0.001 [**] #
	SRP	44	1.2(0.5-3.0;1.0)	
GBI	SRP+ aPDT	44	100(50.0-100.0;25.0)	0.232 [ns] #
	SRP	44	75(50.0-100.0;25.0)	
PPD (mm)	SRP+ aPDT	44	5.7(5.0-6.0;1.0)	0.363 [ns] #
	SRP	44	5.5(4.2-6.0;1.0)	
Recession(mm)	SRP+ aPDT	44	1.0(0.0-2.0;1.0)	0.760 [ns] #
	SRP	44	1.0 (0.0-2.0;1.0)	
CAL (mm)	SRP+ aPDT	44	6.5(5.0-8.0;1.4)	0.455 [ns] #
	SRP	44	6.0 (4.2-8.0;1.7)	

ns: não significativo,**: $p<0,01$, #: *Teste U de Mann-Whitney*

Tabela 4.3 Dados demográficos dos dentes dos pacientes inscritos nos grupos de teste e de controlo: número de todos os dentes avaliados

	Test				Control				
	Female(n=22)		Male(n=22)		Female(n=29)		Male(n=15)		Total(n=88)
	maxillary	mandibular	maxillary	mandibular	maxillary	mandibular	maxillary	mandibular	
Central incisors	16	10	20	10	12	15	13	14	110
Lateral incisors	12	8	6	4	14	9	11	5	69
Canines	9	4	7	3	6	11	3	7	50
	(37)	(22)	(33)	(17)	(32)	(35)	(27)	(26)	(229)
Total teeth	109				120				229

A Tabela 4.4 resume as alterações no PPD, recessão e CAL e para o grupo de teste e de controlo, que são expressas como mediana com intervalo mínimo, máximo e interquartil (IQR). A Tabela 4.5 mostra as alterações em GI, PI e GBI para o grupo de teste e de controlo em vários intervalos em termos de mediana com mínimo, máximo e IQR.

Em comparação com o grupo de controlo, o PPD e o CAL mostraram uma redução estatisticamente significativa no grupo de teste aos 3 meses e 6 meses (p<0,05). Da mesma forma, foi observada uma melhoria estatisticamente significativa no índice gengival e no índice de sangramento gengival no grupo de teste (p<0,01) após 2 semanas e 1 mês de aPDT, ao passo que a melhoria no índice gengival e no índice de sangramento gengival aos 3 meses e no índice de placa às 2 semanas após a aPDT foi menor (p<0,05). Não foram observadas alterações estatisticamente significativas em termos de recessão durante as avaliações. As alterações observadas em vários intervalos em ambos os grupos estão detalhadas nas Tabelas 4.4 e 4.5.

Tabela 4.4 Diferenças na profundidade da bolsa de sondagem, recessão e nível de ligação clínica na linha de base, 1 mês e 3 meses de tratamento.

Parameter	Baseline	1 month	3 months	p- values	
	Median (Min-Max; IQR)	Median (Min-Max; IQR)	Median (Min-Max; IQR)	0-1 month	0–3 months
PPD(mm)					
Test	5.7(5.0-6.0;1.0)	4.0 (2.0-6.0;1.0)	3.3(2.0-6.0;1.0)	<0.01**	<0.01**
Control	5.5(4.2-6.0;1.0)	4.7(3.0-6.0;1.0)	3.9(2.0-6.0;1.0)	<0.01**	<0.01**
p- values	0.363ns	0.392ns	0.023*		
REC(mm)					
Test	1.0 (0.0-2.0;1.0)	1.0 (0.0-2.0;1.0)	1.0 (0.0-2.0;0.3)	0.046*	0.132ns
Control	1.0 (0.0-2.0;1.0)	1.0 (0.0-3.0;1.0)	1.0 (0.0-2.0;1.0)	0.025*	0.257ns
p- values	0.760ns	0.626ns	0.493ns		
CAL(mm)					
Test	6.5(5.0-8.0;1.4)	5.1(3.0-7.2;2.2)	4.0 (2.0-7.0;1.4)	<0.01**	<0.01**
Control	6.0 (4.2-8.0;1.7)	5.1(4.0-8.0;1.0)	4.4 (2.0-7.0;1.9)	<0.01**	<0.01**
p- values	0.455ns	0.831ns	0.037*		

ns: não significativo,*: *p<0,05*,**:*p<0,01,* Mín-Máx; IQR :Mínimo-Máximo; Intervalo interquartil, PPD: Profundidade da bolsa de sondagem, REC: Recessão, CAL: Nível de ligação clínica.

Tabela 4.5 Diferenças na profundidade da bolsa de sondagem, recessão e nível de inserção clínica na linha de base e 6 meses de tratamento.

Parameter	Baseline	6 months	p- values
	Median (Min-Max; IQR)	Median (Min-Max; IQR)	0–6 months
PPD(mm)			
Test	5.7(5.0-6.0;1.0)	3.0 (2.0-6.0;1.0)	<0.01**
Control	5.5(4.2-6.0;1.0)	4.0 (2.0-6.0;1.0)	<0.01**
p- values	0.363ns	0.016*	
REC(mm)			
Test	1.0 (0.0-2.0;1.0)	1.0 (0.0-2.0;1.0)	0.206ns
Control	1.0 (0.0-2.0;1.0)	1.0 (0.0-3.0;1.0)	0.013*
p- values	0.760ns	0.237ns	
CAL(mm)			
Test	6.5(5.0-8.0;1.4)	4.0 (2.6-7.0;2.0)	<0.01**
Control	6.0 (4.2-8.0;1.7)	4.5(2.0-7.0;2.0)	<0.01**
p- values	0.455ns	0.021*	

ns: não significativo,*: p<0,05,**:p<0,01, Mín-Máx; IQR: Mínimo-Máximo; Intervalo interquartil, PPD: Profundidade da bolsa de sondagem, REC: Recessão, CAL: Nível de ligação clínica.

Tabela 4.6 Diferenças no índice gengival, índice de placa e índice de sangramento gengival na linha de base, 2 semanas e 1 mês de tratamento.

Parameter	Baseline	2 weeks	1 Month	p- values	
	Median (Min-Max; IQR)	Median (Min-Max; IQR)	Median (Min-Max; IQR)	0–2 weeks	0–1 month
GI					
Test	2.0(1.5-3.0;0.5)	1.0 (0.0-3.0;0.5)	0.75(0.0-3.0;0.7)	<0.01[**]	<0.01[**]
Control	2.2(1.2-2.8;0.5)	1.5(0.5-2.8.0;1.0)	1.0 (0.0-2.8;0.8)	<0.01[**]	<0.01[**]
p-values	0.904[ns]	<0.01[**]	<0.01[**]		
PI					
Test	2.0 (0.5-3.0;0.8)	0.8(0.0-2.5;0.5)	0.5(0.0-2.5;1.0)	<0.01[**]	<0.01[**]
Control	1.2(0.5-3.0;1.0)	1.0 (0.0-2.0;0.5)	0.5(0.0-1.5;0.6)	<0.01[**]	<0.01[**]
p-values	0.001[**]	0.015[*]	0.326[ns]		
GBI					
Test	100.0 (50.0-100.0;25.0)	25.0 (0.0-100.0;50.0)	25.0 (0.0-100.0;25.0)	<0.01[**]	<0.01[**]
Control	75.0 (50.0-100.0;25.0)	50.0 (0.0-100.0;75.0)	25.0 (0.0-100.0;68.7)	<0.01[**]	<0.01[**]
p-values	0.232[ns]	<0.01[**]	<0.01[**]		

ns: não significativo, *: *p<0,05*, **:p<0,01, min-max; IQR: Mínimo-Máximo; Intervalo interquartil, GI: Índice Gengival, PI: Índice de placa, GBI: Índice de Sangramento Gengival

Tabela 4.7 Diferenças no índice gengival, índice de placa e índice de sangramento gengival no início, 3 meses e 6 meses de tratamento.

Parameter	Baseline	3 months	6 Months	p- values	
	Median (Min-Max; IQR)	Median (Min-Max; IQR)	Median (Min-Max; IQR)	0-3 months	0-6 months
GI					
Test	2.0(1.5-3.0;0.5)	0.8(0.0-3.0;0.8)	1.0 (0.0-3.0;1.0)	<0.01[**]	<0.01[**]
Control	2.2(1.2-2.8;0.5)	1.0 (0.0-2.8;0.7)	1.5(0.2-2.8;1.0)	<0.01[**]	<0.01[**]
p-values	0.904[ns]	0.021[*]	0.135[ns]		
PI					
Test	2.0 (0.5-3.0;0.8)	0.5(0.0-2.5;1.0)	1.0 (0.0-2.5;1.0)	<0.01[**]	<0.01[**]
Control	1.2(0.5-3.0;1.0)	0.5(0.0-1.5;0.7)	0.5(0.0-2.0;0.5)	<0.01[**]	<0.01[**]
p-values	0.001[**]	0.426[ns]	0.457[ns]		
GBI					
Test	100.0 (50.0-100.0;25.0)	25.0 (0.0-100.0;25.0)	25.0 (0.0-100.0;56.2)	<0.01[**]	<0.01[**]
Control	75.0 (50.0-100.0;25.0)	25.0 (0.0-100.0;50.0)	50.0 (0.0-100.0;50.0)	<0.01[**]	<0.01[**]
p-values	0.232[ns]	0.019[*]	0.351[ns]		

ns: não significativo, *: *p<0,05*, **:p<0,01, min-max; IQR: Mínimo-Máximo; Intervalo interquartil, GI: Índice Gengival, PI: Índice de placa, GBI: Índice de Sangramento Gengival

4.4 Discussão

Tanto quanto sabemos, este é o primeiro ensaio clínico aleatório e controlado relatado na população indiana para avaliar a eficácia da aPDT no tratamento da periodontite crónica.

Foram realizados ensaios de controlo aleatórios semelhantes noutros locais e os resultados foram publicados por vários grupos internacionais para compreender a eficácia da aPDT no tratamento da periodontite crónica como modo de tratamento primário ou como adjuvante da SRP (Anderson *et al*, 2007; Braun *et al*, 2008; Christodoulides *et al*, 2008; Ge *et al*, 2011; Berakdar *et al*, 2012; Haider *et al*, 2013; Balata *et al*, 2013)

4.4.1 Efeito da aPDT no PPD e CAL

Os resultados deste estudo mostram uma redução estatisticamente significativa na PPD quando o grupo de teste foi comparado com o grupo de controlo aos 3 meses e 6 meses de aPDT. Estes resultados sugerem um benefício clínico adicional da aPDT juntamente com a SRP na redução da PPD e são comparáveis aos resultados de Braun *et al*, 2008; Sergio *et al*, 2010; Sigusch *et al*, 2010; Lui *et al*, 2011; Berakdar *et al*, 2012; Alwaeli *et al*, 2013; Haider *et al*, 2013; Campanile *et al*, 2013; Campos *et al*, 2013, onde foram relatadas reduções da profundidade de sondagem na aPDT+SRP versus SRP isolada. No nosso estudo, a SRP foi administrada a ambos os grupos, uma vez que não seria ético negar o tratamento convencional a ninguém. Quando comparada com os dados da linha de base, a PPD mostrou uma melhoria maior no grupo de teste do que no grupo de controlo nas visitas de recordação de 3 meses e 6 meses. Este facto aponta para o efeito positivo da aPDT na redução da PPD, o que pode dever-se à utilização de uma ponta de sonda estreita (0,5 mm de diâmetro) que facilita a sondagem de bolsas periodontais profundas com uma distribuição de radiação de topo. Neste estudo, a CAL mostrou alterações estatisticamente significativas no grupo de teste aos 3 meses e aos 6 meses, em comparação com o grupo de controlo.

Alguns estudos apresentam resultados contrastantes de nenhum benefício adicional da aPDT em relação à SRP (Christodoulides *et al.*, 2008; Chondros *et al.*, 2009; Ruhling *et al.*, 2010; Theodoro *et al.*, 2011; Cappuyns *et al.*, 2012; Bassir *et al.*, 2013; Kolbe *et al.*, 2014).

Os resultados devem ser interpretados com cuidado, uma vez que vários factores podem afetar os resultados de um DPDT.

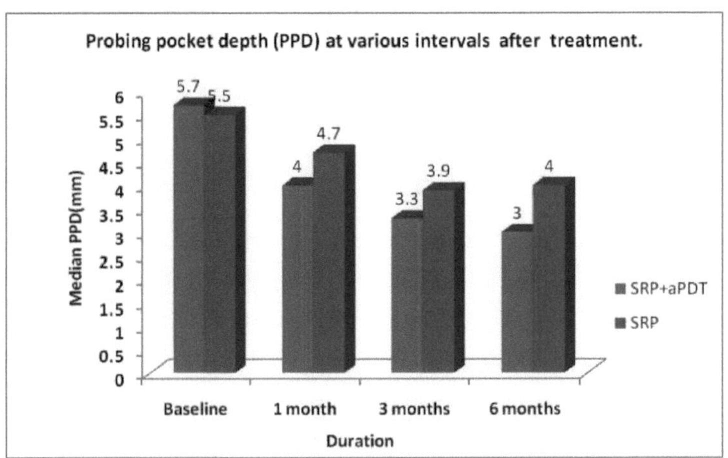

Fig 4.3 Diferenças na profundidade da bolsa de sondagem em vários intervalos após o tratamento em ambos os grupos.

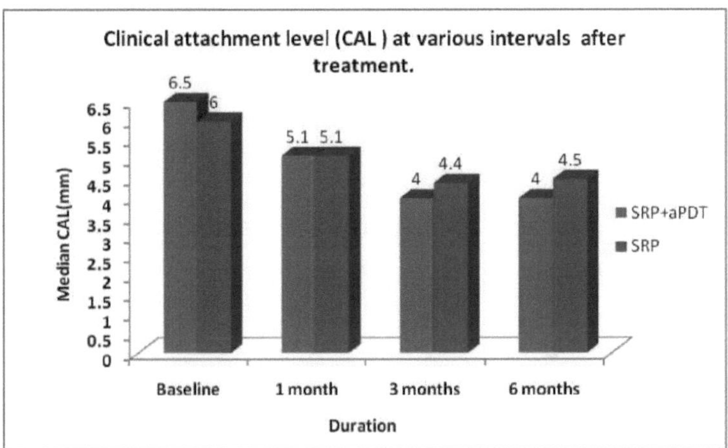

Fig 4.4 Diferenças no nível de vinculação clínica em vários intervalos após o tratamento em ambos os grupos.

O estudo de Cappuyns *et al.,* (2012) incluiu fumadores e o desenho de boca dividida foi adotado por Cappuyns *et al.,* (2012), Bassir *et al.,* (2013) e Kolbe *et al.,* (2014). A aPDT também foi avaliada como monoterapia por Ruhling *et al.,* 2010, Cappuyns *et al.,* (2012), Bassir *et al.,* (2013) e Kolbe *et al.,* (2014). Dois estudos que utilizaram o azul de toluidina O como fotossensibilizador (Theodoro *et al.,* 2011 e Bassir *et al.,* 2013) não mostraram qualquer benefício adicional da aPDT em relação à SRP. De um modo geral, verificou-se um elevado grau de heterogeneidade nos parâmetros do laser, que tem de ser optimizado no futuro para obter resultados mais consistentes. A calibração do examinador foi feita para padronização no presente estudo, bem como em alguns estudos anteriores

(Christodoulides *et al.*, 2008; Chondros *et al.*, 2009; Balata *et al.*, 2013; Alwaeli *et al.*, 2013; Kolbe *et al.*, 2014). As Figuras 4.3 e 4.4 mostram as diferenças na profundidade da bolsa de sondagem e no nível de inserção clínica em vários intervalos após o tratamento em ambos os grupos estudados, respetivamente.

4.4.2 Efeito da aPDT no GI, PI e GBI

Foi observada uma redução estatisticamente significativa da GI no grupo de teste em comparação com o grupo de controlo após duas semanas e um mês (p<0,01) e também após três meses de aPDT (p<0,05). Alterações semelhantes no IG foram relatadas por de Oliveria *et al.*, (2007) e Yilmaz *et al.*, (2002) após aPDT em comparação com SRP. No entanto, a redução da inflamação gengival está bem documentada após a SRP isolada. A PI também mostrou uma redução significativa após duas semanas para o grupo de teste (*p<0,05*). Outro efeito notável foi a redução estatisticamente significativa no GBI no grupo de teste após duas semanas e um mês *(p <0,01)* e a redução observada após três meses (p <0,05). A redução no GBI após aPDT correlacionou-se bem com outros estudos, embora os dados de sangramento à sondagem (BOP) tenham sido relatados de forma diferente por vários autores em duas entidades de doença, nomeadamente, periodontite agressiva e crónica (de Oliveria *et al.*, 2007; Braun *et al.*, 2008; Ge *et al.*, 2011). Foi também demonstrado que a SRP e aPDT têm efeitos sobre as citocinas pró-inflamatórias creviculares TNF -α e o recetor ativador do fator nuclear kappa- β ligando (RANKL) em pacientes com periodontite (de Oliveria *et al.*, 2009). As figuras 4.6 e 4.7 mostram as diferenças no índice gengival e no índice de sangramento gengival em vários intervalos após o tratamento.

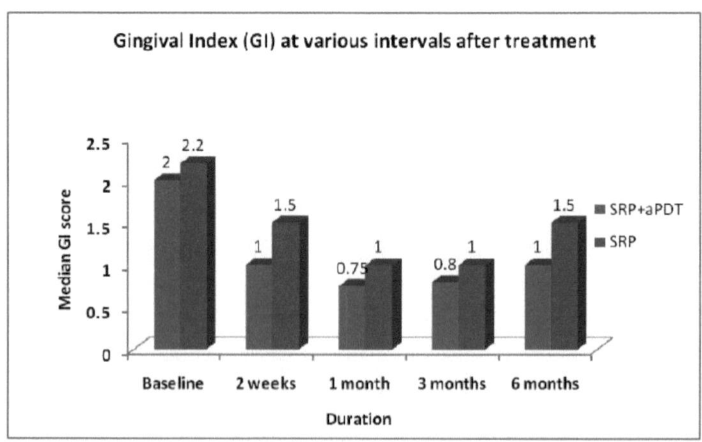

Fig 4.5 Diferenças no índice gengival em vários intervalos após o tratamento em ambos os

grupos.

Gingival Bleeding Index (GBI) at various intervals after treatment

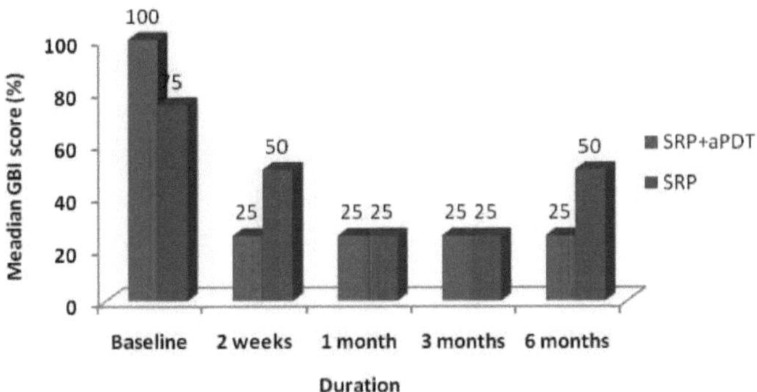

Fig 4.6 Diferenças no índice de sangramento gengival em vários intervalos após o tratamento em ambos os grupos.

Neste estudo, foi administrada uma única sessão de aPDT, o que é semelhante à maioria dos estudos anteriores. Foram efectuadas aplicações múltiplas de aPDT por Bassir *et al,* (2013), Lui *et al,* (2013) e Campanile *et al,* (2013). Os resultados destes estudos realizados sobre os efeitos da aPDT na redução da profundidade das bolsas e na fixação clínica são diferentes. Lui *et al,* (2011) e Campanile *et al,* (2013) administraram aPDT mais do que uma vez e mostraram melhorias nos parâmetros clínicos em comparação com o grupo de controlo. Estes dois estudos também mostraram melhorias nos parâmetros imunológicos e microbiológicos. Estas melhorias podem estar relacionadas com a dose múltipla de aPDT aplicada. Eduardo *et al,* (2010) verificaram que a aplicação de doses múltiplas de laser é mais eficaz do que a utilização de uma dose única. A aPDT utilizada várias vezes durante as primeiras semanas de tratamento pode ter causado um aumento do efeito antimicrobiano. Num estudo realizado por Soukos *et al,* (2011), foi mencionado que o curto período de exposição à luz pode ser uma das razões para a falta de efeito da aPDT em estudos. Poucos estudos incluíram fumadores juntamente com não fumadores (Campanile *et al,* 2013; Giannopoulou *et al.,* 2012; Cappuyns *et al.,* 2012; Chondros *et al,* 2007), ao passo que neste estudo não foram incluídos fumadores.

4.4.3 Interpretações e implicações

Poucas revisões sistemáticas (Azarpazhooh *et al.,* 2010; Atieh, 2010; Sgolastra *et al,* 2013) e ensaios clínicos randomizados em pacientes com periodontite crónica e agressiva e em terapia periodontal de suporte (Anderson *et al,* 2007; de Oliveira *et al.,* 2007; Braun *et al.,* 2008; Sergio *et al.,* 2010; Arweiler *et al.,* 2013; Balata *et al.,* 2013; Campos *et al.,* 2013) foram publicados sobre a eficácia da aPDT no tratamento da periodontite. No entanto, este estudo é novo nos seus próprios aspectos e acrescenta à evidência disponível. A análise utilizada neste estudo (ANCOVA não paramétrica) é uma ideia nova e é diferente de outros estudos, uma vez que tem em conta os factores de confusão na interpretação dos resultados. Neste estudo, pode observar-se que a aPDT tem um efeito positivo no tratamento do doente, principalmente devido à resolução consideravelmente rápida da inflamação evidente nos tecidos gengivais, o que é apoiado pela redução significativa do IG, PI e GBI. É de salientar que a redução da BOP é o resultado mais consistente em quase todos os ensaios clínicos. Uma explicação plausível para a melhoria da GI e da GBI nos doentes do grupo de teste pode dever-se à redução da carga bacteriana e à inativação dos factores de virulência bacteriana e das citocinas quando o azul de metileno é irradiado com laser, com base em Braham *et al.* (2009).

4.5 Conclusão

No âmbito deste estudo, os nossos resultados mostraram que a aPDT tem um papel importante a desempenhar na melhoria dos resultados clínicos obtidos através da SRP. A aplicação única de aPDT mediada por MB, avaliada durante um período de 6 meses, revelou-se eficaz na redução da inflamação gengival e da profundidade da bolsa à sondagem. Tendo em conta os resultados encorajadores obtidos, valeria a pena repetir o aPDT em intervalos frequentes para obter uma cura mais definitiva. O estudo poderia ainda ser alargado para abranger doentes com periodontite crónica generalizada e periodontite agressiva.

Referências

• Adriaens PA & Adriaens LM, Effects of nonsurgical periodontal therapy on hard and soft tissues, *Periodontology 2000.* 36, 2004, 121-145.

• Andersen R, Loebel N, Hammond D & Wilson M, Treatment of periodontal disease by photo disinfection compared to scaling and root planning, *Journal of Clinical Dentistry.* 18, 2007, 34-38.

• Arweiler NB, Pietruska M, Skurska A, Dolinska E, Auschill TM & Sculean A, Nonsurgical treatment of aggressive periodontitis with photodynamic therapy or systemic antibiotics, *Schweizer Monatsschrift für Zahnmedizin,* 123(6), 2013, 532-44.

• Atieh MA, Photodynamic therapy as an adjunctive treatment for chronic periodontitis: meta-analysis, *Lasers in Medical Science,* 25(4),2010, 605-13.

• Azarpazhooh A, Prakesh S, Tenenbaum H & Goldberg M, O Efeito da Terapia Fotodinâmica na Periodontite: A Systematic Review and MetaAnalysis. *Jornal de Periodontologia*. 81, 2010, 4-14.

• Balata ML, de Andrade LP, Santos DB, Cavalcanti AN, Ribeiro ED & Bittencourt S, Terapia fotodinâmica associada ao debridamento ultra-sônico de boca inteira no tratamento da periodontite crônica severa: ensaio clínico randomizado e controlado. *Journal of Applied Oral Science*. 21(2), 2013, 208214.

• Braham P, Herron C, Street C & Darveau R, Antimicrobial photodynamic therapy may promote periodontal healing through multiple mechanisms. *Jornal de Periodontologia,* 80 (11), 2009, 1790-8.

• Braun A, Dehn C, Krause F & Jepsen S, Short-term clinical effects of adjunctive antimicrobial photodynamic therapy in periodontal treatment: Um ensaio clínico aleatório, *Journal of Clinical Periodontology*. 35, 2008877884.

• Campanile,V S M, Giannopoulou C, Campanile G, José A & Mombelli A, A Terapia fotodinâmica antimicrobiana única ou repetida como adjuvante do desbridamento ultrassónico em bolsas periodontais residuais: efeitos clínicos, microbiológicos e biológicos locais. *Lasers in Medical Science,* 2013, DOI 10.1007/s10103-013-1337-y.

• Campos GN, Pimentel SP, Ribeiro FV, Casarin RCV, Fabiano CR & Marcio CZ, O efeito adjuvante da terapia fotodinâmica para bolsas residuais em dentes unirradiculares: um ensaio clínico controlado randomizado, *Lasers in Medical Science,* 28, 2013, 317-324.

• Christodoulides N, Nikolidakis D & Chondros P, Photodynamic therapy as an adjunct to non-surgical periodontal treatment: Um ensaio clínico aleatório e controlado, *Journal of Periodontology,* 79, 2008, 1638-1644.

• deOliveira RR, Schwartz-Filho HO, Novaes AB Jr. & Taba M Jr. Terapia fotodinâmica antimicrobiana no tratamento não cirúrgico da periodontite agressiva: Um estudo clínico preliminar controlado e randomizado, *Journal of Periodontology*. 78, 2007, 965-973.

• de Oliveira RR, Schwartz-Filho H & Novaes A. Jr. Terapia fotodinâmica antimicrobiana no tratamento não cirúrgico da periodontite agressiva: Perfil de citocinas no fluido crevicular gengival, resultados preliminares, *Journal of Periodontology,* 80, 2009, 98-105.

• Ge L, Shu R, Li Y, Li C, Luo L, Song Z, Xie Y & Liu D,) Efeito adjuvante da terapia fotodinâmica na destartarização e alisamento radicular no tratamento da periodontite crónica, *Photomedicine and Laser Surgery,* 29(1), 201133-37.

• Haider AA, Susan N & Amani AS, Efeito clínico a longo prazo da terapia fotodinâmica antimicrobiana adjuvante no tratamento periodontal: um ensaio clínico aleatório. *Lasers em Ciências Médicas,* 2013, DOI 10.1007/s10103-1426-y.

• Herrera D, Sanz M, Jepsen S, Needleman I & Roldan S, A systematic review on the effect of systemic antimicrobials as an adjunct to scaling and root planing in periodontitis patients. *Journal of Clinical Periodontology,* 29 (Suppl. 3), 2002, 136-159.

• Katie O, Akilov OE & Hasan T, The potential for photodynamic therapy in the treatment of localized infections (O potencial da terapia fotodinâmica no tratamento de infecções localizadas). *Photodiagnosis and Photodynamic Therapy,* 2, 2005, 247-262.

• Komerik N, Nakanishi H, MacRobert AJ, Henderson B, Speight P & Wilson M, In vivo killing of Porphyromonas gingivalis by toluidine blue-mediated photosensitization in an animal model. *Antimicrobial Agents and Chemotherapy,* 47, 2003, 932-940.

• Lawson A, Rank Analysis of Covariance: Alternative Approaches. *Journal of the Royal Statistical Society. Série D (The Statistician),* 32(3), 1983331-337.

• Malik Z, Hanania J, Nitzan Y, Bactericidal effects of photoactivated porphyrins - an alternative approach to antimicrobial drugs. *Journal of Photochemistry and Photobiology,* 5, 1990, 281-293.

• NoroFilho GA, Casarin RC, Casati M Z & Giovani EM, PDT no tratamento não cirúrgico da periodontite em pacientes com HIV: um ensaio clínico randomizado de boca dividida. *Lasers em Cirurgia e Medicina* 44(4), 2012, 296-302.

• Pfitzner A, Sigush BW, Albrecht V, Glockmann E, Killing of periodonto- pathogenic bacteria by photodynamic therapy. *Journal of Periodontology,* 75, 2004,1343-1349.

• Quade, D, Rank analysis of covariance. *Journal of the American Statistical Association.* 62(320), 1967, 1187-1200.

• Schneider M, Kirfel G, Berthold M, Frentzen M, Krause F & Braun A, O impacto da terapia fotodinâmica antimicrobiana num modelo de biofilme artificial. *Lasers em Ciências Médicas,* 27(3), 2012, 615-20.

• Sergio LP, Juliana MD, Lia MS, Marina DA & Talita, Capacidade da terapia fotodinâmica para redução microbiana em bolsas periodontais. *Lasers em Ciências*

Médicas, 25,2010,87-91.

• Sgolastra F, Petrucci A, Gatto R, Marzo G, & Monaco A, Terapia fotodinâmica no tratamento da periodontite crónica: uma revisão sistemática e meta-análise. *Lasers em Ciências Médicas,* 28, 2013, 669-682.

• Song HH, Lee J K, Um HS, Chang BS, Lee SY & Lee MK, Efeito fototóxico da luz azul no estado planctónico e de biofilme de agentes patogénicos periodontais anaeróbios. *Jornal de Ciência Periodontal e de Implantes,* 43(2), 2013, 72-78.

• Umeda M, Takeuchi Y, Noguchi K, Huang Y, Koshy G & Ishikawa I, Effects of nonsurgical periodontal therapy on the microbiota. *Periodontol 2000,* 36, 2004, 98-120.

• Wilson M, Lethal photosensitisation of oral bacteria and its potential application in the photodynamic therapy of oral infections (Fotossensibilização letal de bactérias orais e sua potencial aplicação na terapia fotodinâmica de infecções orais). *Photochemical and PhotobiologicalSciences,* 3, 2004, 412-418.

• Yilmaz S, Kuru B, Kuru L, Noyan U, Argun D & Kadir T, Effect of gallium arsenide diode laser on human periodontal disease: Um estudo microbiológico e clínico. *Lasers em Cirurgia e Medicina,* 30, 2002, 60-66.

Capítulo 5

Avaliação da perceção dos doentes relativamente à terapia fotodinâmica antimicrobiana

5.1 Introdução

O interesse nos resultados dos problemas de saúde oral tem sido objeto de uma atividade de investigação significativa nas últimas décadas, na sequência de uma mudança de paradigma nos cuidados de saúde para resultados "centrados no paciente" (Marshall *et al.*, 2006). Tradicionalmente, os resultados clínicos combinados com vários índices têm sido utilizados para descrever a magnitude da melhoria após o tratamento das doenças periodontais (Allen 2003). Estudos anteriores mostraram que as medidas dos resultados de saúde não captam o impacto total do tratamento no estado de saúde (Laine & Davidoff, 1996; Locker & Allen, 2007). No Workshop Mundial de 2003 sobre Ciência Emergente em Periodontologia, os resultados baseados no paciente foram identificados como uma prioridade de investigação (Tonetti *et al.*, 2004). Assim, ao longo dos últimos anos, os resultados baseados no paciente (PBOs) ou "verdadeiros endpoints" foram reconhecidos como medidas subjectivas que captam as perspectivas do paciente em relação à doença ou à terapia e complementam as medidas clínicas convencionais (substitutas) (Hujoel 2004; Tsakos *et al.*, 2012). Numa revisão sistemática da aPDT na periodontite, Azarpazhooh *et al.* (2010) recomendaram que as perspectivas do paciente, incluindo a aceitação do paciente, o desconforto e a dor (ou a falta dela), a halitose, etc., fossem analisadas em estudos futuros.

A Food and Drug Administration (FDA) sugeriu que o conceito de resultados relatados pelo paciente (PRO) é uma medida de qualquer aspeto do estado de saúde de um paciente que vem diretamente do paciente (Valderas & Alonso, 2008). A perspetiva do paciente sobre a sua saúde oral e qualidade de vida relacionada difere marcadamente da dos profissionais de saúde que se baseiam em parâmetros clínicos tradicionais (Ng & Leung, 2008). Por outro lado, os clínicos podem utilizar esta informação de medidas de saúde e doença baseadas no paciente para uma avaliação global do paciente e o seu feedback aos clínicos pode aumentar a possibilidade de deteção de problemas psicológicos e funcionais relacionados (Greenhalgh, 1999).

A utilização de PROs na prática clínica está a ser investigada numa variedade de áreas de doença, sendo a oncologia uma das mais comuns nos últimos anos. No caso das doenças dentárias, como a cárie, a periodontite, o líquen plano e o cancro oral, também têm sido relatados sintomas associados (deficiências) e limitações de atividade (incapacidades) (Do & Spencer, 2007; Durham *et al.*, 2013; Karbach *et al.*, 2014; Barrios *et al.*, 2014). Sabe-se que a doença periodontal afecta negativamente a qualidade de vida relacionada com a saúde oral (Patel *et al.*, 2008; Ng & Leung, 2008), enquanto a sua gestão tem um pequeno impacto positivo na dor (Aslund *et al.*, 2008).

Por conseguinte, parece lógico que a perceção dos pacientes também deva ser tida em conta na avaliação dos resultados do tratamento, especialmente em doenças crónicas como a periodontite. Além disso, os PRO são considerados mais relevantes para a vida diária do paciente do que as alterações objectivas no PPD ou CAL (Locker & Allen, 2007, Naito *et al.*, 2006; Ng & Leung, 2008). No entanto, o resultado mais amplamente estudado em periodontologia parece ser a perceção da dor e a ansiedade dos pacientes (Guzeldimer *et al*, 2008). Existem poucas evidências sobre a forma como os pacientes percepcionam outros aspectos dos procedimentos de tratamento periodontal (Aslund *et al.*, 2008; Guzeldemir *et al.*, 2008) ou aspectos mais recentes como a aPDT (Cappuyns *et al*, 2012; Campanile *et al*, 2013; Kolbe *et al*, 2014), embora exista um grande conjunto de evidências sobre os efeitos clínicos e antimicrobianos da aPDT no tratamento não cirúrgico da periodontite crónica (Theodoro *et al*, 2012; Luchesi *et al*, 2013; Sgolastra *et al*, 2013). Por conseguinte, o objetivo deste capítulo é avaliar as medidas de resultados baseadas no paciente durante e após a aplicação adjuvante de aPDT e a sua segurança, tal como percebida pelo paciente, no tratamento da periodontite crónica até um período de 6 meses após o tratamento.

5.2 Materiais e métodos

5.2.1 Medidas de resultados baseadas nos doentes

Para compreender os resultados baseados nos doentes, as queixas principais dos doentes e as alterações associadas após a aPDT foram registadas em 90 doentes que foram submetidos a SRP com ou sem aPDT (Capítulo 4) e seguidos até 6 meses. Foram registadas alterações na *hemorragia das gengivas* (sangramento da gengiva), *mau hálito* (halitose), *dor nas gengivas durante a mastigação* ou comichão nas gengivas (sensação de roer ou irritação sentida no interior da gengiva), *dor durante ou após o procedimento* e aceitação do paciente. A Tabela 5.1 mostra as caraterísticas das medidas de resultados baseadas nos pacientes na linha de base.

A perceção da hemorragia e da irritação das gengivas presentes antes do tratamento e até

6 meses depois foi registada utilizando a escala de Likert. As pontuações foram inicialmente registadas em graus de 1 a 5 que categorizavam a resposta do doente como discordando fortemente para 1, discordando para 2, nem concordando nem discordando para 3, concordando para 4 e concordando fortemente para 5. No entanto, as pontuações 1 e 5 não foram incluídas neste estudo, uma vez que os doentes inscritos num estudo piloto não conseguiram distinguir entre 1 e 2 e também entre 4 e 5. No entanto, a escala de 3 pontos escolhida é equilibrada em ambos os lados de uma opção neutra, uma vez que apresenta uma simetria de categorias em torno de um ponto médio. A halitose, tal como percebida pelo paciente com base na autoavaliação através da técnica da mão na boca, foi registada utilizando a mesma escala na linha de base, 2 semanas, 1 mês, 3 meses e 6 meses de tratamento. Da mesma forma, a aceitação do doente no final do tratamento também foi registada tanto no grupo de teste *(n=41)* como no grupo de controlo (*n* =42) (no grupo de teste, um doente perdeu o seguimento, um não respondeu ao tratamento com aPDT e dois doentes referiram ter tomado antibióticos para outras doenças, enquanto dois doentes perderam o seguimento e dois não responderam ao tratamento no grupo de controlo).

A experiência da dor sentida nas gengivas durante a mastigação pelos pacientes atribuídos a ambos os grupos antes do tratamento e até 6 meses após o tratamento foi registada utilizando a escala de classificação verbal (Williamson & Hoggart, 2005; Hjermstad *et al.*, 2011). Na escala de classificação verbal (VRS), é utilizada uma escala de cinco pontos que consiste em nenhuma dor, dor ligeira, moderada, grave e muito grave para avaliar a dor. As percepções da dor sentida durante e após o procedimento também foram registadas na mesma escala em cada momento. A intensidade da dor sentida durante o tratamento em ambos os grupos foi registada de forma semelhante utilizando a VRS.

As perguntas foram escritas em inglês e depois traduzidas para a língua local (Malayalam) utilizando um método de tradução de trás para a frente por dois tradutores bilingues (Maneesriwongul *et al.*, 2004; Acquadro *et al.*, 2008), que foram testadas num grupo de 10 indivíduos. A reprodutibilidade do questionário foi testada em cinco pacientes com periodontite crónica (profundidades de sondagem de 4-6 mm), não relacionados com o estudo. Estes responderam às perguntas em duas ocasiões distintas, com 5 minutos de intervalo. A reprodutibilidade foi aceite se as suas respostas em ambas as ocasiões fossem as mesmas em mais de 90% dos casos. A consistência interna e a fiabilidade foram testadas utilizando o alfa de Cronbach (0,81)

5.2.2 Análise estatística

Para resumir os dados brutos das percepções dos doentes (dados qualitativos), foram calculadas a frequência e a distribuição percentual tanto no grupo de teste como no grupo de controlo. Uma vez que a distribuição dos dados no presente estudo não obedeceu à lei de Gauss pelo *teste de Kolmogorov-Smirnov (p<0,05),* foram utilizados métodos não paramétricos para analisar os dados. A diferença significativa entre os grupos de teste e de controlo foi avaliada através do *teste U de Mann-Whitney.* O teste de Friedman para amostras relacionadas das percepções dos doentes foi aplicado para encontrar diferenças estatisticamente significativas entre eles durante os vários períodos de reavaliação. Uma vez que *o teste de Friedman* revelou significância, foi utilizado *o teste Wilcoxon's Signed Rank Test* para encontrar alterações significativas desde a linha de base até aos vários intervalos no grupo de teste e no grupo de controlo. *Os valores de p* inferiores a 0,05 foram considerados estatisticamente significativos. Para medir a força e a direção da relação entre os parâmetros clínicos apresentados no Capítulo 4 e os resultados baseados nos doentes neste capítulo, foi também calculado *o coeficiente de correlação de Spearman* (Spearman's Rho).

5.3 Resultado

As medidas de resultados baseadas no paciente de 88 pacientes após SRP com ou sem aPDT são detalhadas aqui. Embora 90 pacientes estivessem inscritos no programa de cuidados orais, 2 não regressaram para a aleatorização. A análise da intenção de tratar foi efectuada para todos os 88 pacientes que foram aleatorizados e os dados em falta foram tratados pelo método da última observação transportada (LOCF). Os grupos de teste e de controlo não apresentaram quaisquer diferenças estatisticamente significativas no que diz respeito ao estatuto socioeconómico (*p>0,05*). Do mesmo modo, não foram encontradas diferenças significativas entre os grupos de doentes de teste e de controlo no que diz respeito aos valores de base das medidas de resultados baseadas nos doentes (*p>0,05*), como se mostra na Tabela 5.1. Em comparação com o grupo de controlo, o relato dos doentes sobre hemorragias gengivais mostrou uma redução estatisticamente significativa no grupo de teste às 2 semanas e 1 mês (p<0,05), conforme indicado na Tabela 5.2. Da mesma forma, a Tabela 5.3 mostra a redução estatisticamente significativa da *dor nas gengivas durante a mastigação* observada após 2 semanas e 1 mês de tratamento, enquanto a Tabela 5.4 mostra a comichão nas gengivas dos doentes nos grupos de teste e de controlo na linha de base, 2 semanas, 1 mês, 3 meses e 6 meses após o tratamento.

A Tabela 5.5 compara a perceção dos doentes sobre o mau hálito nos grupos de teste e de controlo na linha de base, 2 semanas, 1 mês, 3 meses e 6 meses após o tratamento e mostra uma diferença estatisticamente significativa no grupo de teste 1 mês após o tratamento.

Quadro 5.1 Caraterísticas dos parâmetros baseados no doente na linha de base nos grupos de teste e de controlo

Variable	Category	SRP+aPDT (n=44)	SRP(n=44)	p-value[#]
Presence of *bleeding gums*	Disagree	9(20.5%)	17(38.6%)	
	Neither agree nor disagree	20(45.5%)	10(22.7%)	0.47[ns]
	Agree	15(34.1%)	17(38.6%)	
Presence of *bad breath*	Disagree	11(25.0%)	8(18.2%)	
	Neither agree nor disagree	15(34.1%)	12(27.3%)	0.21[ns]
	Agree	18(40.9%)	24(54.5%)	
Presence of *pain within gums while chewing*	No pain	9(20.5%)	10(22.7%)	
	Mild pain	22(50.0%)	18(40.9%)	
	Moderate pain	12(27.3%)	12(27.3%)	
	Severe pain	1(2.3%)	4(9.1%)	0.62[ns]
	Very severe pain	0	0	
Presence of *itchiness of gums*	Disagree	9(20.5%)	25(56.8%)	
	Neither agree nor disagree	20(45.5%)	8(18.2%)	0.74[ns]
	Agree	15(34.1%)	11(25.0%)	

ns: não significativo, #: Teste de Mann-Whitney

Tabela 5.2 Comparação da perceção das *gengivas sangrantes* dos pacientes nos grupos de teste e de controlo na linha de base, 2 semanas, 1 mês, 3 meses e 6 meses após o tratamento.

Duration	Presence *of bleeding gums*	SRP+aPDT (n=44)	SRP (n=44)	p-value[#]
Baseline	Disagree	9(20.5%)	17(38.6%)	
	Neither agree nor disagree	20(45.5%)	10(22.7%)	0.47[ns]
	Agree	15(34.1%)	17(38.6%)	
2 weeks	Disagree	32(72.7%)	29(65.9%)	
	Neither agree nor disagree	9(20.5%)	8(18.2%)	0.04*
	Agree	3(6.8%)	7(15.9%)	
	p-value[†]	<0.01**	<0.01**	
1 month	Disagree	35(79.5%)	31(70.5%)	
	Neither agree nor disagree	7(15.9%)	6(13.6%)	0.05*
	Agree	2(4.5%)	7(15.9%)	
	p-value[†]	<0.01**	<0.01**	
3 months	Disagree	35(79.5%)	36(81.8%)	
	Neither agree nor disagree	7(15.9%)	4(9.1%)	0.94[ns]
	Agree	2(4.5%)	4(9.1%)	
	p-value[†]	<0.01**	<0.01**	
6 months	Disagree	32(72.7%)	29(65.9%)	
	Neither agree nor disagree	9(20.5%)	9(20.5%)	0.41[ns]
	Agree	3(6.8%)	6(13.6%)	
	p-value[†]	<0.01**	<0.01**	

Tabela 5.3 Comparação da perceção da *dor* dos pacientes *nas gengivas durante a mastigação* nos grupos de teste e de controlo na linha de base, 2 semanas, 1 mês, 3 meses e 6 meses após o tratamento.

Duration	Presence of *pain within gums while chewing*	SRP+aPDT (*n=44*)	SRP (*n=44*)	*p-value*[#]
Baseline	No pain	9(20.5%)	14(31.8%)	0.62 [ns]
	Mild pain	22(50.0%)	18(40.9%)	
	Moderate pain	12(27.3%)	12(27.3%)	
	Severe pain	1(2.3%)	0	
	Very severe pain	0	0	
2 weeks	No pain	24(54.5%)	17(38.6%)	
	Mild pain	20(45.5%)	20(45.5%)	
	Moderate pain	0	7(15.9%)	0.03*
	Severe pain	0	0	
	Very severe pain	0	0	
	p-value[ǂ]	<0.01**	<0.01**	
1 month	No pain	35(79.5%)	26(59.1%)	
	Mild pain	8(18.2%)	18(40.9%)	
	Moderate pain	1(2.3%)	0	0.04*
	Severe pain	0	0	
	Very severe pain	0	0	
	p-value[ǂ]	<0.01**	<0.01**	
3 months	No pain	36(81.8%)	35(79.5%)	
	Mild pain	7(15.9%)	8(18.2%)	
	Moderate pain	1(2.3%)	1(2.3%)	0.79 [ns]
	Severe pain	0	0	
	Very severe pain	0	0	
	p-value[ǂ]	<0.01**	<0.01**	
6 months	No pain	35(79.5%)	33(75.0%)	
	Mild pain	7(15.9%)	8(18.2%)	
	Moderate pain	2(4.5%)	3(6.8%)	0.59 [ns]
	Severe pain	0	0	
	Very severe pain	0	0	
	p-value[ǂ]	<0.01**	<0.01**	
p-value[$]		<0.01**	<0.01**	

Tabela 5.4 Comparação da perceção dos doentes sobre o *prurido das gengivas* nos grupos de teste e de controlo na fase inicial, 2 semanas, 1 mês, 3 meses e 6 meses após o tratamento.

Duration	Presence of *itchiness of gums*	SRP+aPDT (n=44)	SRP (n=44)	p-value[#]
Baseline	Disagree	9(20.5%)	25(56.8%)	0.74[ns]
	Neither agree nor disagree	20(45.5%)	8(18.2%)	
	Agree	15(34.1%)	11(25.0%)	
2 weeks	Disagree	26(59.1%)	26(59.1%)	0.86[ns]
	Neither agree nor disagree	10(22.7%)	12(27.3%)	
	Agree	8(18.2%)	6(13.6%)	
	p-value[‡]	<0.01[**]	<0.01[**]	
1 month	Disagree	33(75.0%)	31(70.5%)	0.24[ns]
	Neither agree nor disagree	9(20.5%)	10(22.7%)	
	Agree	2(4.5%)	3(6.8%)	
	p-value[‡]	<0.01[**]	<0.01[**]	
3 months	Disagree	32(72.7%)	32(72.7%)	0.89[ns]
	Neither agree nor disagree	9(20.5%)	11(25.0%)	
	Agree	3(6.8%)	1(2.3%)	
	p-value[‡]	<0.01[**]	<0.01[**]	
6 months	Disagree	35(79.5%)	37(84.1%)	0.59[ns]
	Neither agree nor disagree	8(18.2%)	6(13.6%)	
	Agree	1(2.3%)	1(2.3%)	
	p-value[‡]	<0.01[**]	<0.01[**]	
p-value[$]		<0.01**	<0.01**	

ns: não significativo,*: $p<0,05$,**:$p<0,01$, # :Mann Whitney-U Test, ‡: Wilcoxon's Signed Rank Test, $:Friedman Test

Quadro 5.5 Comparação da perceção do *mau hálito* dos doentes nos grupos de teste e de controlo na fase inicial, 2 semanas, 1 mês, 3 meses e 6 meses após o tratamento

Duration	Presence of *bad-breath*	SRP+aPDT (n=44)	SRP (n=44)	*p-value*[#]
Baseline	Disagree	11(25.0%)	8(18.2%)	0.21[ns]
	Neither agree nor disagree	15(34.1%)	12(27.3%)	
	Agree	18(40.9%)	24(54.5%)	
2 weeks	Disagree	13(29.5%)	9(20.5%)	0.32[ns]
	Neither agree nor disagree	15(34.0%)	14(31.8%)	
	Agree	16(36.4%)	21(47.7%)	
	p-value[ɫ]	<0.01**	<0.01**	
1 month	Disagree	19(43.2%)	12(27.3%)	0.02*
	Neither agree nor disagree	18(40.9%)	19(43.2%)	
	Agree	7(15.9%)	13(29.5%)	
	p-value[ɫ]	<0.01**	<0.01**	
3 months	Disagree	22(50.0%)	29(65.9%)	0.15[ns]
	Neither agree nor disagree	18(40.9%)	12(27.3%)	
	Agree	4(9.1%)	3(6.8%)	
	p-value[ɫ]	<0.01**	<0.01**	
6 months	Disagree	20(45.5%)	23(52.3%)	0.59[ns]
	Neither agree nor disagree	19(43.2%)	15(34.1%)	
	Agree	5(11.4%)	6(13.6%)	
	p-value[ɫ]	<0.01**	<0.01**	
p-value[$]		<0.01**	<0.01**	

ns: não significativo,*: $p<0,05$,**:$p<0,01$, # :Mann Whitney-U Test, ɫ: Wilcoxon's Signed Rank Test, $:Friedman Test

Tabela 5.6 Comparação da perceção da *dor* dos doentes *durante o tratamento* e da *aceitação dos doentes* no final do tratamento nos grupos de teste e de controlo.

Parameters	Grading	SRP+aPDT (n=44)	SRP (n=44)	*p-value*[#]
Pain during treatment	No pain	11(25.0%)	7(15.9%)	0.39[ns]
	Mild pain	21(47.7%)	16(36.3%)	
	Moderate pain	10(22.7%)	17(38.6%)	
	Severe pain	2(4.5%)	4(9%)	
	Very severe pain	0	0	
		(n=41)	(n=42)	
Acceptance of the treatment	Disagree	0	3(7.0%)	0.36[ns]
	Neither agree nor disagree	9(22.0%)	10(23.8%)	
	Agree	32(78.0%)	29(69.2%)	

ns: não significativo,*:$p<0,05$,**:$p<0,01$, # :Teste Mann Whitney-U

5.4 Discussão

Acredita-se que este estudo clínico é um dos primeiros a fazer um relatório detalhado sobre os resultados baseados no paciente relativamente à aPDT na periodontite crónica. Estas abordagens, juntamente com os resultados clínicos, são extremamente importantes e necessárias para determinar a eficácia e a segurança da aPDT. Embora alguns estudos (Cappuyns *et al,* 2012; Campanile *et al,* 2013; Kolbe *et al,* 2014) tenham relatado o nível de dor em pacientes com aPDT, é apresentada aqui uma perspetiva mais ampla da perceção do paciente em relação ao tratamento com aPDT.

5.4.1 Experiência dos doentes relativamente à dor relacionada com aPDT

Neste estudo, foi avaliado o auto-relato da dor na gengiva durante a mastigação no início e até 6 meses após o tratamento, juntamente com a dor sentida durante a SRP com ou sem aPDT. Normalmente, a EVA, que consiste numa linha vertical ou horizontal, com 10 cm de comprimento, com palavras que indicam "sem dor" numa extremidade e "pior dor" na extremidade oposta, é normalmente utilizada para registar a dor sentida pelos doentes.

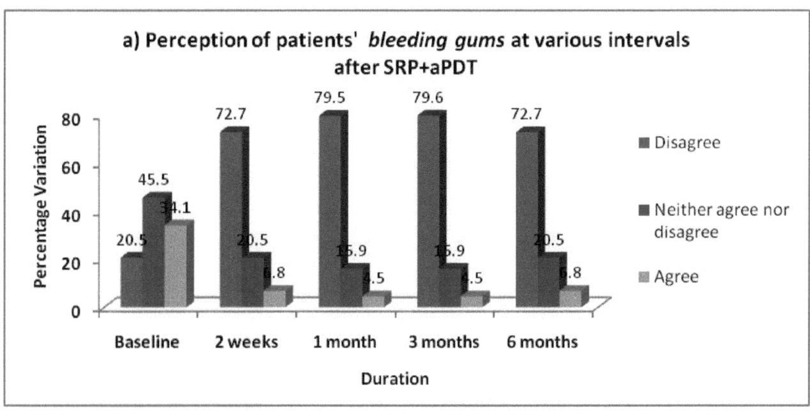

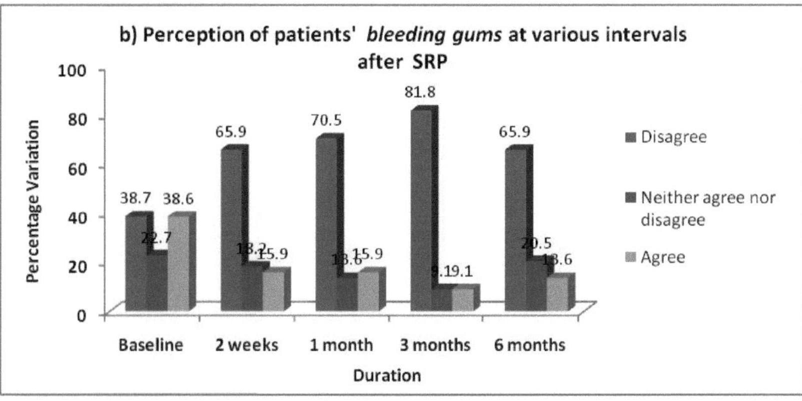

Fig 5.1 Perceção do *sangramento gengival* dos pacientes em vários intervalos de tempo em a) SRP+aPDT e b) SRP

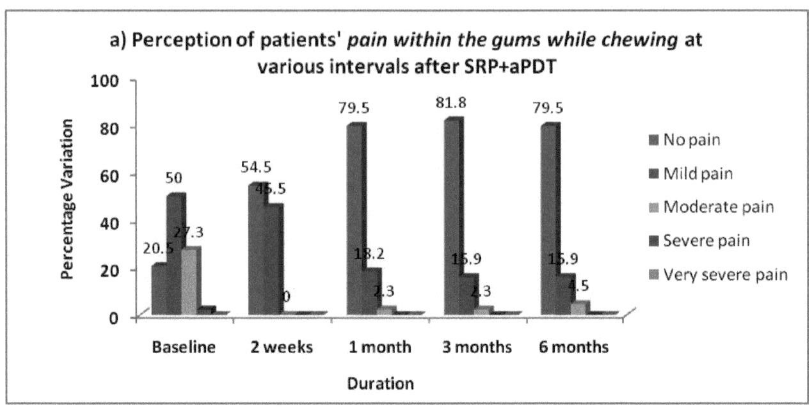

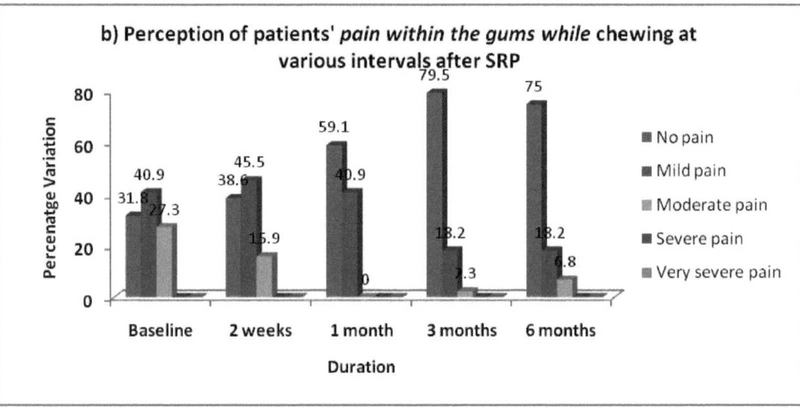

Fig 5.2 Perceção da *dor* dos pacientes *nas gengivas durante a mastigação* em vários intervalos de tempo em a) SRP+aPDT e b) SRP

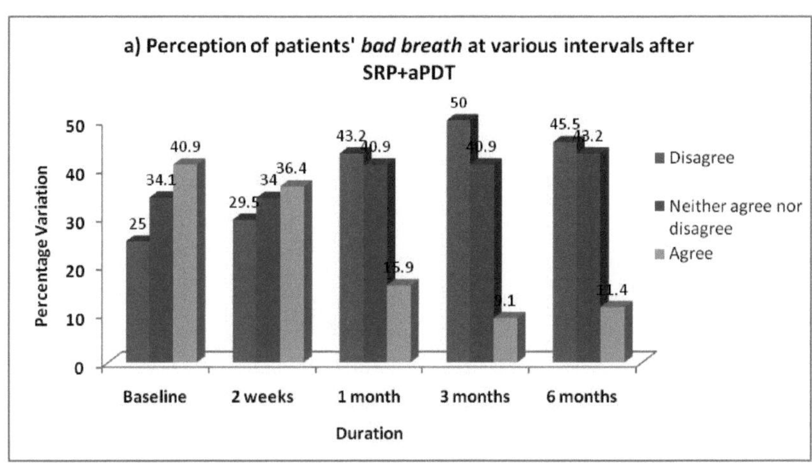

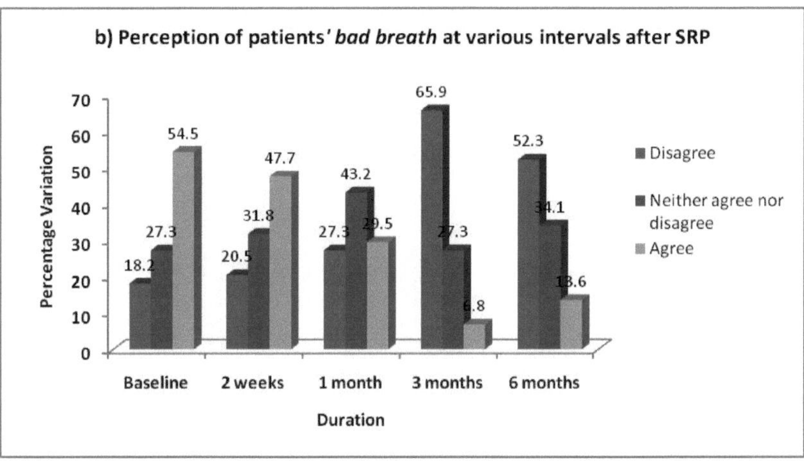

Fig 5.3 Perceção do *mau hálito* dos doentes em vários intervalos de tempo em a) SRP+aPDT e
b) SRP

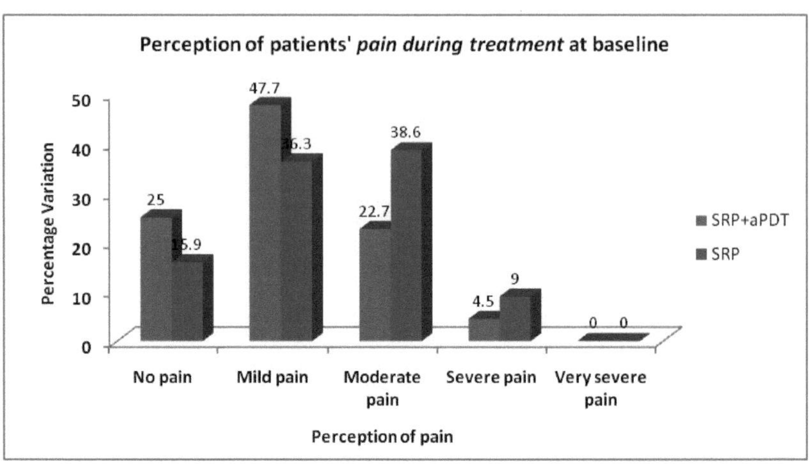

Fig. 5.4 Perceção da *dor* dos doentes *durante o tratamento* na linha de base

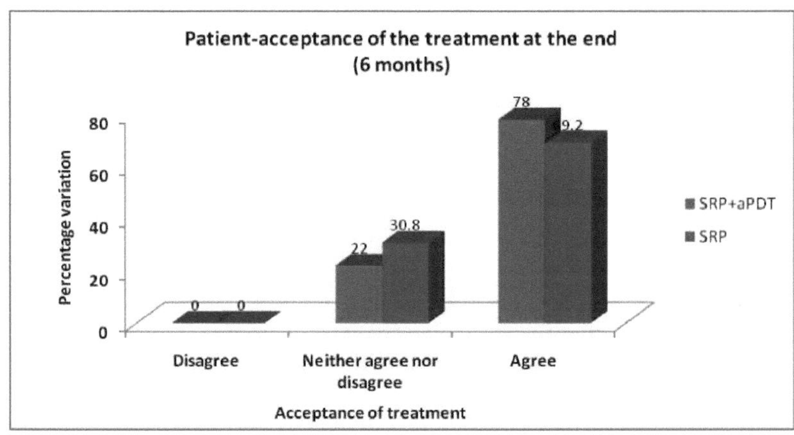

Fig 5.5 *Aceitação* do tratamento *pelos doentes* ao fim de 6 meses em ambos os grupos

No entanto, neste estudo foi utilizada a escala de avaliação verbal (VRS) porque, durante o estudo piloto, muitos doentes não conseguiram identificar a intensidade da dor na linha horizontal da escala VAS e tiveram dificuldade em avaliar a distância com exatidão. Um problema semelhante foi identificado por Cork *et al.* (2004), que concluíram que é necessário ter capacidade para compreender o conceito abstrato da linha da EVA e depois correlacioná-lo com a distância a partir do zero. A dificuldade encontrada pelos doentes neste estudo para identificar a intensidade da dor na linha horizontal da escala EVA deve-se provavelmente ao facto de 70% da população do nosso estudo ter um grau de instrução relativamente baixo, inferior ao nível universitário (Herr *et al.*, 2004).

Embora a medição organoléptica seja o método mais comummente utilizado para avaliar a halitose, utilizámos o método da mão na boca. Além disso, no método organolético, o examinador utiliza o nariz para determinar a halitose, o que pode envolver o risco de propagação de infecções transmitidas pelo ar do paciente. Após o tratamento, os resultados da halitose na escala de Likert mostraram uma alteração estatisticamente significativa após 1 mês no grupo de teste (p < 0,05). Esta melhoria pode ser atribuída à redução significativa da carga bacteriana total alcançada pela aPDT após 1 mês de tratamento neste grupo de pacientes. No entanto, estas alterações foram de curta duração; provavelmente, a aplicação repetida de aPDT poderia ter resultado num melhor controlo da halitose. A Tabela 5.7 mostra estudos que relatam resultados baseados em pacientes com aPDT no tratamento da periodontite crónica.

5.4.2 Aceitação e segurança dos doentes relativamente à aPDT

Verificou-se que a aceitação por parte dos doentes da aPDT com SRP era marginalmente superior à da SRP isolada. A pontuação relativamente mais baixa da dor e a redução significativa do sangramento e da dor nas gengivas após a aPDT podem ser as razões prováveis para a maior aceitação dos pacientes no grupo de teste. Os benefícios observados nestes doentes devido ao tratamento adicional não podem ser excluídos. Uma revisão sistemática recente relata que as medidas de resultados baseadas no paciente podem estar associadas a um melhor controlo dos sintomas, melhoria das medidas de cuidados de apoio e maior satisfação do paciente (Kotronoulas *et al.*, 2014). Estes parâmetros podem também permitir a comparação dos desempenhos dos prestadores de serviços, a fim de estimular melhorias nos serviços.

Estudos anteriores sobre a perceção da dor relacionada com a aPDT na periodontite foram relatados na escala visual analógica (VAS) (Cappuyns *et al*, 2012; Campanile *et al*, 2013; Kolbe *et al*, 2014). No entanto, descobrimos que as descrições verbais ajudaram os pacientes a responder melhor. Nenhum dos pacientes relatou dor ou desconforto durante o procedimento de aPDT. Em ambos os grupos, a pontuação de dor dada pelos pacientes deveu-se ao leve desconforto do desbridamento mecânico. Campanile *et al.*, 2013 descobriram que apenas 2 dos 27 pacientes tratados para bolsas periodontais residuais relataram dor > 40 mm numa escala VAS de 0-100 mm. Ambos os casos não estavam diretamente relacionados com o procedimento de DPDT; um foi devido ao desbridamento mecânico e o outro devido à sensação de iluminação no olho, quando uma bolsa mesial de um primeiro molar superior foi irradiada. No presente estudo, nenhum dos pacientes relatou qualquer incidência desse tipo. A abordagem de compreender a dor e o desconforto experimentados pelos pacientes durante e após qualquer terapia é vital para a sua eliminação em futuros planos de tratamento. No nosso estudo, durante a reavaliação da dor e do desconforto até 6 meses após a aPDT, ninguém relatou dor que pudesse ser associada ao procedimento de tratamento. Poucos doentes que tiveram algum desconforto ligeiro consideraram-no associado à doença e não ao procedimento de tratamento, que diminuiu com o tempo.

Embora não tenha sido efectuado um exame histopatológico no nosso estudo para avaliar as alterações nos tecidos, a razão para a ausência de qualquer irritação nos tecidos após a TFDa pode ser explicada com base no facto de, nesta reação localizada, as células eucarióticas terem uma melhor capacidade de eliminar os compostos reactivos de oxigénio, não causando, muito provavelmente, danos importantes no tecido circundante (Braham *et al.* 2009). Num estudo anterior (Street *et al.*, 2009), foi demonstrado que o calor gerado pela aPDT provocou um aumento inferior a 10 graus Celsius, o que muito provavelmente não teria causado qualquer dano percetível ao doente. Foi demonstrado que a sensibilização de queratinócitos e fibroblastos por fotossensibilizador não afecta a viabilidade celular (Soukos *et al,* 1996).

Embora tenham sido utilizados vários questionários noutros locais para avaliar os resultados dos doentes, nós utilizámos uma escala de classificação para avaliar a experiência dos doentes com aPDT. Acreditamos que uma única pergunta sobre a extensão de qualquer alteração na saúde do doente resultante do tratamento (o chamado item transitório único) e também perguntas sobre quaisquer consequências adversas (complicações), tal como seguido neste estudo, é também um método aceite em vez de um questionário com vários itens (Davey *et al,* 2007, Black, 2013).

5.4.3 Correlação entre o resultado baseado no paciente e a presença de doença periodontal

Para além dos benefícios da avaliação dos resultados do tratamento do ponto de vista do paciente, os relatórios de periodontite centrados no paciente foram utilizados pelo Centro de Controlo e Prevenção de Doenças (CDC), em colaboração com a Academia Americana de Periodontologia (AAP), para avaliar a utilização de medidas não clínicas alternativas para a vigilância da doença periodontal com base na população através de uma abordagem baseada em modelos. (Eke *et al,* 2007; Ramos *et al.,* 2013). Uma descoberta interessante do nosso estudo a este respeito foi a correlação encontrada entre a perceção dos pacientes de sangramento gengival relatada neste capítulo e o sangramento à sondagem na mesma população de estudo vista no nosso capítulo anterior. Foi observada uma correlação estatisticamente significativa (p<0,01), tanto no grupo de teste (Spearman's Rho=0,50) como no grupo de controlo (Spearman's Rho=0,48), na linha de base, em termos de hemorragia gengival, que é o resultado baseado no doente, e hemorragia à sondagem, que indica a presença de doença. Da mesma forma, foi observada uma correlação estatisticamente significativa (p<0,01) tanto no grupo de teste (Spearman's Rho=0,57) como no grupo de controlo (Spearman's Rho=0,54) na linha de base em termos do índice gengival detectado clinicamente e da sensação de comichão nas gengivas sentida pelos doentes. Isto aponta para o facto de os auto-relatos de doença dos pacientes poderem correlacionar-se clinicamente com a presença de doença e poderem ser úteis na identificação não clínica da doença periodontal, especialmente em ambientes comunitários.

Outro resultado significativo foi a redução clinicamente significativa do índice de hemorragia gengival (Capítulo 4) após 2 semanas de tratamento e a sua correlação com a perceção dos doentes da redução da hemorragia gengival após 2 semanas e 1 mês (Tabela 4.6 e 4.7). Este facto é clinicamente significativo, uma vez que os efeitos tangíveis da DPDT se correlacionam bem com as alterações clínicas.

Tabela 5.7 - Estudos que relatam resultados baseados no paciente em um paciente de PDT no tratamento da periodontite crónica

Autor	Tamanho da amostra	Braços de tratamento	Resultado medido	Conclusões
Kolbe *et al.*, 2014 Brasil	22	1. SRP 2. aPDT 3. PS	Perceção da dor (EVA)	Na EVA, não houve diferenças entre os protocolos para nenhum parâmetro *(p >0,05)*. Os locais tratados com SRP requereram significativamente mais anestesia do que os tratados com as outras terapias (*p >0,05*)
Campanile *et al.* 2013 Suíça	27	1. aPDT 2x por semana 2. aPDT uma vez 3. Farsa - sem luz ativa	Perceção da dor (EVA)	A perceção da dor/desconforto, avaliada numa EVA de 1 a 100 mm, foi em média de 12 mm na segunda visita. Apenas dois dos 27 doentes classificaram a dor/desconforto como >40 mm. Uma incidência foi atribuída a desconforto associado ao desbridamento mecânico e outra a uma sensação de iluminação no olho, quando uma bolsa mesial de um primeiro molar superior foi irradiada. Na visita 3, quando os pacientes fizeram apenas a PDT, a pontuação média da EVA foi de 6 mm, e apenas um indivíduo

			solicitou anestesia.
Cappuyns 32 *et al.*, 2012 Suíça	1. SRP 2. Laser de díodo 3. aPDT	Perceção da dor (EVA)	As pontuações médias da EVA e o número de pontuações >40 mm foram semelhantes nos três grupos. Uma tendência para pontuações VAS >30 mm mais frequentes após a SRP não atingiu o nível de significância estatística. O tempo total de tratamento por quadrante, a utilização de anestésicos locais e a sequência dos tratamentos não tiveram impacto significativo. Para a dor aguda, a alteração mínima clinicamente significativa da EVA foi de 16 mm.

5.4.4 Interpretações e implicações da avaliação dos resultados com base nos doentes

Este relatório é o primeiro do seu género a apresentar uma perspetiva alargada da perceção dos pacientes sobre a aPDT em pacientes com periodontite crónica durante um período de 6 meses após o tratamento. Apesar de uma série de potenciais benefícios tanto para o médico como para o paciente, as medidas de saúde baseadas no paciente não têm sido utilizadas de forma rotineira ou sistemática na prática de rotina pelos médicos no caso de pacientes individuais. Independentemente da forma como o médico percepciona a doença e o seu tratamento, a compreensão da perspetiva do doente desempenha um papel importante nos resultados a longo prazo e numa melhor adesão do doente. Uma limitação deste estudo pode ser o facto de não termos um questionário validado, mas termos optado por comunicar os resultados mais significativos baseados nos doentes. Os resultados deste estudo devem ser cuidadosamente interpretados com base nas caraterísticas específicas da população-alvo, como a literacia, o nível de leitura (as perguntas estão redigidas com um nível de complexidade adequado, para que possam ser compreendidas por todos os doentes) e validadas na língua local (Mathias *et al* 1996). O período de recordação também pode ter um impacto na recolha de respostas exactas dos doentes (Litwin & McGuigan, 1999). Os períodos de recordação mais curtos captam com maior exatidão a experiência real dos doentes (Schneider *et al*, 2011). No presente estudo, os períodos de recordação tornaram-se mais longos na parte final.

Recomenda-se que a implementação de estratégias que sejam orientadas por teorias de mudança individual e organizacional possa permitir que as barreiras à utilização de medidas de saúde baseadas no doente na prática de rotina sejam identificadas e ultrapassadas de forma mais eficaz (Greenhalgh, 1999). Há uma série de barreiras práticas, metodológicas e atitudinais que, até à data, têm limitado a utilização de medidas de saúde baseadas no doente na prática de rotina. A medida em que estas barreiras forem ultrapassadas é suscetível de influenciar a eficácia desses instrumentos na melhoria do processo e dos resultados dos cuidados prestados aos doentes. Esta aplicação pode ser utilizada para promover cuidados centrados no doente, melhorando a comunicação, permitindo que os doentes se envolvam mais na gestão da sua saúde e conduzindo potencialmente a uma melhor adesão ao tratamento (Schofield & Dunham, 2003; Coulter *et al*, 2008). As medidas de resultados centradas no doente não só ajudam o médico, como também servem de referência para o que o público espera ver dos seus serviços de saúde.

5.5 Conclusão

Os doentes aperceberam-se dos benefícios a curto prazo da terapia aPDT numa única sessão. Tal pode dever-se à redução da hemorragia gengival, da halitose e da dor na gengiva durante a mastigação, tal como percepcionada pelos doentes após o tratamento no grupo de teste. Além disso, a redução significativa do índice de hemorragia gengival detectado clinicamente correlacionou-se com a perceção dos doentes da redução da hemorragia gengival após 2 semanas e 1 mês, o que pode ser visto como um efeito tangível da aPDT. Os doentes do grupo de teste aceitaram o tratamento da mesma forma que os do grupo de controlo. Assim, pode concluir-se que a perceção das queixas principais dos doentes e das alterações associadas melhorou no grupo de teste durante o tratamento não cirúrgico da periodontite crónica. São necessários mais estudos para avaliar a eficácia da aPDT a longo prazo e após múltiplas sessões.

Referências

• Acquadro C, Conway K, Hareendran A, & Aaronson N, Literature Review of Methods to Translate Health-Related Quality of Life Questionnaires for Use in Multinational Clinical Trials (Revisão da literatura dos métodos de tradução de questionários de qualidade de vida relacionada com a saúde para utilização em ensaios clínicos multinacionais). *Value in Health,* 11(3), 2008, 509-521.

• Allen P F, Assessment of oral health related quality of life (Avaliação da qualidade de vida relacionada com a saúde oral). *Resultados de Saúde e Qualidade de Vida,* 1(1), 2003, 40.

• Âslund M, Suvan J, Moles DR, D'Aiuto F, & Tonetti M S, Efeitos de dois métodos diferentes de terapia periodontal não cirúrgica na perceção da dor e na qualidade de vida do paciente: um ensaio clínico controlado e aleatório. *Jornal de Periodontologia,* 79(6), 2008, 1031-1040.

• Azarpazhooh A, Shah PS, Tenenbaum HC, & Goldberg MB, O efeito da terapia fotodinâmica na periodontite: uma revisão sistemática e meta-análise. *Jornal de Periodontologia,* 81(1), 20104-14.

• Barrios R, Tsakos G, Garcia-Medina B, Martinez-Lara I, & Bravo M, Qualidade de vida relacionada com a saúde oral e desnutrição em pacientes tratados para cancro oral. *Supportive Care in Cancer,* 1-7, 2014.

• Betsy J, Prasanth CS, Baiju KV, Prasanthila J, & Subhash N, Eficácia da terapia fotodinâmica antimicrobiana na gestão da periodontite crónica: um ensaio clínico controlado e aleatório. *Jornal de Periodontologia Clínica, 41*(6), 2014, 573-581.

• Black N, Patient reported outcome measures could help transform healthcare. *BMJ (Clinicalresearch ed), 346,* 2013, 167.

• Braham P, Herron C, Street C, & Darveau R, A terapia fotodinâmica antimicrobiana pode promover a cicatrização periodontal através de múltiplos mecanismos. *Jornal de Periodontologia, $0*(11), 2009, 1790-1798.

• Campanile,V S M, Giannopoulou C, Campanile G, José A & Mombelli A, A Terapia fotodinâmica antimicrobiana única ou repetida como adjuvante do desbridamento ultrassónico em bolsas periodontais residuais: efeitos clínicos, microbiológicos e biológicos locais. *Lasers in Medical Science,* 2013, DOI 10.1007/s10103-013-1337-y.

• Campanile,V S M, Giannopoulou C, Campanile G, José A & Mombelli A, A Terapia fotodinâmica antimicrobiana única ou repetida como adjuvante do desbridamento ultrassónico em bolsas periodontais residuais: efeitos clínicos, microbiológicos e biológicos locais. *Lasers in Medical Science,* 2013, DOI 10.1007/s10103-013-1337-y.

• Cappuyns Isabelle, Treatment of residual pockets with photodynamic therapy, diode laser, or deep scaling. Um ensaio clínico randomizado, controlado por boca dividida. *Lasers na ciência médica* 27(5), 2012, 979-986.

• Casarin Renato Correa Viana, Autopercepção dos sintomas da periodontite agressiva generalizada e sua influência na adesão às instruções de higiene bucal: um estudo piloto. *Revista Brasileira de Ciências Bucais* 9(3), 2010, 388-392.

• Cork RC, Isaac I, Elsharydah A, Saleemi S, Zavisca F, & Alexander L, A comparison of the verbal rating scale and the visual analog scale for pain assessment. *The Internet Journal of Anesthesiology, S*(1), 2004,1.

• Coulter A, Parsons S, & Askham J, *Where are the patients in decision-making about their own care?* Gabinete Regional da Organização Mundial de Saúde para a Europa, 2008.

• Davey Heather M, A one-item question with a Likert or Visual Analog Scale adequately measured current anxiety. *Jornal de epidemiologia clínica* 60(4), 2007, 356-360.

• Do LG, & Spencer A, Oral Health-Related Quality of Life of Children by Dental Caries and Fluorosis Experience. *Journal of public health dentistry*, *67*(3), 2007, 132-139.

• Durham J, Fraser H M, McCracken GI, Stone KM, John MT, & Preshaw PM, Impacto da periodontite na qualidade de vida relacionada com a saúde oral. *Journal of Dentistry*, *41(4)*, 2013, 370-376.

• EM Chisholm, F T de Dombal, & G R Giles, Validation of a self administered questionnaire to elicit gastrointestinal symptoms, *British Medical Journal;* 290(6484), 1985, 1795-1796.

• Greenhalgh J, The applications of PROs in clinical practice: what are they, do they work, and why? *Quality of Life Research,* 18, 2009, 115-123.

• Greenhalgh, J & Meadows K, The effectiveness of the use of patient-based measures of health in routine practice in improving the process and outcomes of patient care: a literature review. *Journal of Evaluation in Clinical Practice,* 5, 1999, 401-416.

• Guzeldemir E, Hilal UT & Ulkem C. Perceção da dor e ansiedade durante a destartarização em indivíduos periodontalmente saudáveis. *Jornal de Periodontologia* 79(12) 2008, 2247-2255.

• Herr KA, Spratt K, Mobily PR, & Richardson G. Pain intensity assessment in older adults: use of experimental pain to compare psychometric properties and usability of selected pain scales with young adults. *The Clinical Journal of Pain, 20*(4), 2004, 207-219.

• Hjermstad MJ, Fayers PM, Haugen DT, Caraceni A, Hanks GW, Loge JH, Estudos que comparam escalas de classificação numérica, escalas de classificação verbal e escalas visuais analógicas para avaliação da dor em adultos: Uma revisão sistemática da literatura. *Jornal de Gestão da Dor e dos Sintomas* 41, 2011, 1073-1093

• Hujoel PP, Endpoints em ensaios periodontais: a necessidade de uma abordagem de investigação baseada em provas. *Periodontologia 2000, 36*(1), 2004, 196-204.

• Kolbe MF, Ribeiro FV, Luchesi VH, Casarin RC, Sallum EA, Nociti Jr FH, Ambrosano GM, Cirano FR, Pimentel SP, Casati MZ, Terapia fotodinâmica durante o tratamento periodontal de suporte: desempenho clínico, microbiológico, imunoinflamatório e centrado no paciente em um ensaio clínico randomizado de boca dividida. *Journal of Periodontology,* Aug;85(8), 2014, e277- 86.

• Kotronoulas G, Kearney N, Maguire R, Harrow A, Di Domenico D, Croy S, & MacGillivray S, What Is the Value of the Routine Use of Patient-Reported Outcome Measures Toward Improvement of Patient Outcomes, Processes of Care, and Health Service Outcomes in Cancer Care? A Systematic Review of Controlled Trials (Uma revisão sistemática de ensaios controlados). *Jornal de Oncologia Clínica,* JCO-2013.

• Laine C, Davidoff F. Medicina centrada no paciente. Uma evolução profissional. *JAMA,* 275, 1996:152-156.

• Litwin M S, & McGuigan KA, Accuracy of recall in health-related quality-of- life assessment among men treated for prostate cancer. *Journal of Clinical Oncology, 17*(9), 1999, 2882-2882.

• Locker D, & Allen F, What do measures of 'oral health-related quality of life'measure? *Community dentistry and oral epidemiology, 35*(6), 2007, 401411.

• Luchesi V H, Pimentel SP, Kolbe MF, Ribeiro FV, Casarin RC, Nociti FH,& Casati MZ . Terapia fotodinâmica no tratamento de furca classe II: um ensaio clínico controlado e randomizado. *Journal of clinical periodontology, 40*(8), 2013,781-788.

• Maneesriwongul W, & Dixon JK, Instrument translation process: a methods review. *Journal of advanced nursing, 48(2),* 2004, 175-186.

• Marshall S, Haywood K, & Fitzpatrick R. Impact of patient-reported outcome measures on routine practice: a structured review. *Journal of evaluation in clinical practice, 12*(5), 2006, 559-568.

• Naito M, Yuasa H, Nomura Y, Nakayama T, Hamajima N, & Hanada N, Oral health status and health-related quality of life: a systematic review. *Journal of oral science, 48*(1), 2006, 1-7.

• Patel RR, Richards PS, & Inglehart MR. Saúde periodontal, qualidade de vida e padrões de sorriso - uma exploração. *Jornal de Periodontologia, 79*(2), 2008, 224231.

• Rose M & Andrea B, Logistics of collecting patient-reported outcomes (PROs) in clinical practice: an overview and practical examples. *Investigação sobre Qualidade de Vida,* 18(1), 2009, 125-136.

• Ruder S, 7 tools to assist hospice and home care clinicians in pain management at end of life (7 ferramentas para ajudar os clínicos de cuidados paliativos e domiciliários na gestão da dor em fim de vida). *Home Healthcare Now,* 28: 2010, 458-468.

• Schneider S, Stone AA, Schwartz JE, & Broderick JE, Peak and end effects in patients' daily recall of pain and fatigue: A within-subjects analysis. *The Journal of Pain, 12*(2), 2011, 228-235.

• Schofield P, Dunham M, Pain assessment: how far have we come in listening to our patients? *Professional Nurse* 18, 2003,276-279.

• Sgolastra F, Petrucci A, Gatto R, Marzo G, & Monaco A, Terapia fotodinâmica no tratamento da periodontite crónica: uma revisão sistemática e meta-análise. *Lasers na ciência médica, 28*(2), 2013, 669-682.

• Soukos NS, Wilson M, Burns T, & Speight PM. Photodynamic effects of toluidine blue on human oral keratinocytes and fibroblasts and Streptococcus sanguis evaluated in vitro. *Lasers in surgery and medicine, 18*(3), 1996, 253259.

• Street CN, Gibbs A, Pedigo L, Andersen D, & Loebel NG, Erradicação fotodinâmica in vitro de Pseudomonas aeruginosa em cultura planctónica e de biofilme. *Photochemistry and Photobiology, 85*(1), 2009,137-143.

• Theodoro LH, Silva SP, Pires JR, Soares GHG, Pontes AEF, Zuza EP, & Garcia VG. Efeitos clínicos e microbiológicos da terapia fotodinâmica associada ao tratamento periodontal não cirúrgico. Um acompanhamento de 6 meses. *Lasers em ciências médicas, 27*(4), 2012, 687-693.

• Tonetti MS, Fourmousis I, Suvan J, Cortellini P, Bragger U, & Lang NP, Cicatrização, morbilidade pós-operatória e perceção dos resultados por parte do paciente após terapia regenerativa de defeitos intra-ósseos profundos. *Journal of Clinical Periodontology, 31*(12), 20041092-1098.

• Tsakos G, Allen PF, Steele JG, & Locker D, Interpretação de dados sobre a qualidade de vida relacionada com a saúde oral. *Medicina dentária comunitária e epidemiologia oral, 40*(3), 2012, 193-200.

• Valderas JM, Alonso, J, & Guyatt, GH, Measuring patient-reported outcomes: moving from clinical trials into clinical practice. *Medical Journal of Australia, 189(2),* 2008, 93-94.

• Williamson A, Hoggart B, Pain: a review of three commonly used pain rating scales. *Journal of Clinical Nursing* 14, 2005, 798-804.

Capítulo 6

Monitorização do impacto da terapia fotodinâmica antimicrobiana a partir de alterações na carga bacteriana patogénica periodontal

6.1 Introdução

As doenças periodontais são causadas pela acumulação de placa microbiana, que pode levar à perda progressiva de aderência (Zambon *et al.*,1996; Loesche, 2001) e o principal objetivo do tratamento periodontal é a melhoria dos parâmetros clínicos juntamente com a redução da microflora bacteriana, tanto supragengival como subgengival. Para atingir este objetivo, é normalmente efectuada a destartarização e o alisamento radicular, juntamente com a utilização de agentes antimicrobianos. O principal fator etiológico na patogénese da periodontite são as populações bacterianas altamente organizadas da placa subgengival. Algumas das espécies microbianas subgengivais encontram-se em proporções elevadas na atividade da doença periodontal destrutiva. Os investigadores identificaram *Porphyromonas gingivalis, Aggregatibacter (Actinobacillus) actinomycetemcomitans, Prevotella intermedia, Tannerella forsythia e Parvimonas (Peptostreptococcous) micra* como potenciais agentes patogénicos periodontais associados à periodontite crónica. Outros organismos, tais como *Campylobacter rectus, Eikenellacorrodens, Fusobacteriumnucleatum, espécies de Eubacterium, Treponema denticola, espécies de Selenomonas, espécies de Enterococci, espécies de Staphylococci* e, por vezes, leveduras também foram indicados como potenciais agentes patogénicos da destruição periodontal, de acordo com muitos autores (Marsh, 2005; Slots *et al,* 1988; Teles *et al,* 2013; Al-hebshi *et al.,* 2014).

A microflora patogénica nas bolsas periodontais tem de ser suprimida para manter a saúde dos tecidos periodontais (Cobb, 1996), podendo ser adoptada uma abordagem não cirúrgica ou cirúrgica. No entanto, a recolonização da bolsa periodontal após a destartarização e o alisamento radicular foi registada 60 dias após a destartarização e o alisamento radicular (Magnusson *et al.,* 1984). Além do tratamento mecânico, tem havido um aumento na utilização de agentes antimicrobianos sistémicos e tópicos para controlar a carga bacteriana subgengival. No entanto, é muitas vezes difícil alcançar um sucesso completo devido à presença de depósitos e das suas endotoxinas em regiões profundas das bolsas; a necessidade de utilizar antibióticos para reforçar a redução bacteriana após o tratamento periodontal contribui para um aumento da resistência dos microrganismos. Estes problemas levaram ao estudo de novos mecanismos alternativos de terapia antimicrobiana.

A nova abordagem de tratamento da aPDT nas doenças periodontais é caracterizada pela interação de luz de baixa intensidade e um agente fotossensibilizador. O mecanismo é ativado quando o fotossensibilizador absorve os fotões da luz incidente e os electrões passam para um estado excitado. O fotossensibilizador ativado forma tipos altamente reactivos de oxigénio molecular de curta duração, denominado oxigénio singlete, que provoca danos na membrana celular do microrganismo, nas mitocôndrias, no núcleo e noutros componentes das células microbianas (Konopka *et al,* 2007). Tanto quanto é do nosso conhecimento, não existem investigações que estudem a redução da carga bacteriana após a aPDT na população indiana. Por conseguinte, o objetivo deste capítulo foi avaliar as alterações na carga microbiana na contagem de unidades formadoras de colónias (UFC) de determinados periodontopatógenos, tais como *Porphyromomas gingivalis, Fusobacterium nucleatum, Peptostreptococcus spp. e Bacteroides spp.* no início, 2 semanas, 1 mês e 3 meses de tratamento nos grupos de teste e de controlo.

6.2 Materiais e métodos

6.2.1 Temas

Dos 90 pacientes que foram submetidos a SRP com ou sem aPDT (Capítulo 4), 30 pacientes (19 do sexo feminino e 11 do sexo masculino) foram incluídos neste estudo. Foram recolhidas amostras de placa subgengival destes 30 pacientes no início do estudo. Após o tratamento, foram recolhidas amostras de placa subgengival em vários intervalos de tempo nestes doentes e testadas quanto à presença de microrganismos anaeróbios, conforme descrito no Capítulo 3.

6.2.2 Processamento de amostras de placa subgengival

A ponta de uma tira de papel estéril foi colocada no sulco subgengival de cada paciente na bolsa mais profunda (Capítulo 3) durante 30 segundos, que foi depois enviada para o laboratório para microbiologia anaeróbia num frasco Eppendorf contendo meio de transporte de tioglicolato para preservar a viabilidade das bactérias. As amostras foram processadas para cultura anaeróbia no prazo de 24 horas à temperatura ambiente. A mistura em vórtex durante 30 segundos foi efectuada para garantir uma distribuição uniforme dos microrganismos. Em seguida, as amostras foram diluídas em série até 10^{-5} em água destilada autoclavada e 100 ml das diluições foram semeados em meios anaeróbios de ágar-sangue (Hi-Media, Índia), tioglicolato e RCM simultaneamente, utilizando a técnica de alça padrão. A placa de ágar foi incubada num frasco anaeróbio. O ambiente anaeróbio foi mantido a 37º C no frasco com a ajuda do Gas Pack (Hi-Media, Índia) durante 7 dias. Após o crescimento das colónias, as bactérias foram identificadas com base na morfologia da colónia, na coloração de Gram, na formação de pigmentos e nos testes bioquímicos.

6.2.3 Identificação presuntiva

Os organismos gram-negativos anaeróbios obrigatórios que apareceram como colónias de bastonetes pigmentados de preto em ágar sangue anaeróbio foram identificados como *Porphyromonas gingivalis*. Estes eram sensíveis à vancomicina, resistentes à canamicina e resistentes à colistina e testados como catalase negativos. As colónias de *Fusobacterium nucleatum* apareceram como migalhas de pão amareladas em placas de ágar-sangue anaeróbico. A morfologia celular apresentava-se como pequenos bacilos fusiformes com extremidades pontiagudas, aparecendo aos pares. Trata-se de bactérias gram-negativas anaeróbias obrigatórias e produzem um odor rançoso juntamente com o esverdeamento do ágar. Estes organismos eram sensíveis à colistina e à canamicina, resistentes à vancomicina e testados como catalase negativos. Não foram observados pigmentos negros nesta cultura.

As colónias brilhantes semi-opacas que apareciam como bacilos pleomórficos com vacúolos e inchaços em cultura em caldo foram identificadas presuntivamente como *Bacteroides spp*. Estes eram gram-negativos, aneróbios obrigatórios que cresciam rapidamente e eram resistentes à vancomicina, à canamicina e à colistina e foram testados como catalase negativos. As colónias de *Peptostreptococcus spp.* foram isoladas a partir de placas de ágar-sangue anaeróbico, após crescimento a 37º C num frasco anaeróbico utilizando o Gas Pak anaeróbico (Hi-Media, Índia). Estas foram identificadas pela sua coloração gram-positiva, pequenas colónias circulares pontiagudas e aparência microscópica de pequenos cocos em pares ou cadeias. Embora fossem anaeróbios obrigatórios, não eram extremamente sensíveis ao oxigénio. O teste da catalase foi fracamente positivo. Colónias pequenas e translúcidas em ágar-sangue e pequenos cocos aos pares, cadeias curtas e aglomerados foram identificadas como Veillonella *spp*. Não apresentaram crescimento em canamicina e vancomicina e o meio seletivo utilizado foi o ágar Rogasa'svancomicina. As colónias de Actinomyces *spp.* foram confirmadas com base na aerotolerância, na morfologia e na reação da catalase. Tratava-se de organismos anaeróbios facultativos, com coloração gram positiva, que cresciam como bolas fofas no fundo do tubo quando inoculados em meio líquido de tioglicolato. Microscopicamente, apresentavam-se como filamentos fragmentados que se ramificavam e eram irregularmente curvados. Apareceram como colónias em 48-72 horas em meio sólido a 37º C de temperatura. O meio seletivo utilizado foi o ágar de isolamento de actinomicetos (meio à base de glicerol). Este meio não apresentou crescimento nos testes da catalase e da oxidase e não foram observados pigmentos negros. A contagem de colónias bacterianas foi calculada por contagem direta das colónias selecionadas a partir dos meios de cultura.

6.2.4 Análise estatística

A distribuição da frequência das bactérias detectadas em vários intervalos foi expressa em percentagens. Uma vez que a distribuição dos dados no presente estudo não obedeceu à lei de Gauss pelo *teste de Kolmogorov-Smirnov* (p<0,05), foram utilizados métodos não paramétricos para analisar os dados. A diferença significativa entre os grupos teste e controlo foi avaliada através do *teste U de Mann-Whitney. O teste de Friedman* para amostras relacionadas foi aplicado para encontrar diferenças estatisticamente significativas entre eles durante os vários períodos de reavaliação. Quando os dados analisados com o teste de Friedman mostraram significância, foi utilizado *o teste Wilcoxon's Signed Rank* para encontrar alterações significativas desde a linha de base até aos vários intervalos nos grupos de teste e de controlo.

6.3 Resultados

As alterações microbianas após a SRP com ou sem aPDT são aqui detalhadas. A Tabela 6.1 mostra a frequência de ocorrência de diferentes bactérias da placa subgengival em 30 pacientes com periodontite crónica na linha de base. A Tabela 6.2, a Tabela 6.3 e a Tabela 6.4 mostram a frequência de ocorrência de diferentes bactérias da placa subgengival em 30 pacientes com periodontite crónica na linha de base, 2 semanas, 1 mês e 3 meses após o tratamento. *A P.gingivalis* estava presente em 2 das 12 amostras do grupo de teste na linha de base, mas não em nenhuma amostra durante a recolha após o tratamento. Da mesma forma, no grupo de controlo, nenhum dos locais foi positivo. *O F.nucleatum* estava presente em 1 das 12 amostras do grupo de teste na linha de base, mas em nenhuma amostra na recolha de 2 semanas, 1 mês ou 3 meses. No grupo de controlo, 2 das 18 amostras eram positivas na linha de base, 2 semanas, 1 mês ou 3 meses após a recolha. *Bacteoroides spp.* estavam presentes em 2 de 12 amostras do grupo de teste na linha de base. Ao fim de 2 semanas, 1 mês e 3 meses, 1 em cada 12 amostras era positiva para *Bacteroides spp.* Do mesmo modo, no grupo de controlo, 4 em cada 18 eram positivas na linha de base. Após 2 semanas, 1 mês e 3 meses, 1 em cada 18 amostras era positiva. *O Peptostreptococcus spp.* estava presente em 4 de 12 amostras do grupo de teste na linha de base e em 1 de 12 às 2 semanas de recolha. Ao fim de 1 mês e 3 meses, 2 de 12 locais eram positivos. Do mesmo modo, no grupo de controlo, 7 de 18 amostras eram positivas na linha de base e 1 de 18 na segunda semana de recolha. Ao fim de 1 e 3 meses, 3 de 18 amostras eram positivas. A cultura anaeróbia negativa estava presente em 1 de 12 amostras do grupo de teste na linha de base e em 9 de 12 na segunda semana de recolha. Ao fim de 1 mês, 6 das 12 amostras e, ao fim de 3 meses, 5 das 12 amostras foram negativas. No grupo de controlo, 3 das 18 amostras do grupo de controlo apresentaram resultados negativos para a cultura anaeróbia na linha de base. Também se verificaram culturas anaeróbias negativas em 7 das 18 amostras às 2 semanas e 1 mês, enquanto que aos 3 meses se verificaram 9 das 18 amostras do grupo de controlo. As diferenças nas contagens de unidades formadoras de colónias de *F.nucleatum* e *Bacteroides spp.* na linha de base, 1 mês e 3 meses de tratamento são apresentadas no Quadro 6.5, enquanto o Quadro 6.6 mostra as diferenças nas contagens de unidades formadoras de colónias de *Peptostreptococcus spp.* na linha de base, 1 mês e 3 meses de tratamento.

Tabela 6.1 Frequência de ocorrência de isolados bacterianos a partir de amostras de placa subgengival em pacientes com periodontite crónica no início do estudo.

Espécies bacterianas anaeróbias	Linha de base	
	SRP+aPDT *(n=12)*	SRP *(n=18)*
Cocos Gram positivos		
Peptostreptococcus spp.	4/12(33.3%)	7/18(38.9%)
Bastonetes Gram positivos		
Actinomyces spp.	2/12(16.7 %)	2/18(11.1%)
Bastonetes Gram negativos		
Bacterioides spp.	2/12(16.7%)	4/18(22.2%)
Porphyromonasgingivalis	2/12(16.7%)	0
Fusobacteriumnucleatum	1/12(8.3%)	2/18(11.1%)
Cocos Gram-negativos		

| *Veillonella spp.* | 0 | 0 |
| *Cultura negativa* | 1/12(8.3%) | 3/18(16.7%) |

Tabela 6.2 Frequência de ocorrência de isolados bacterianos de amostras de placa subgengival em pacientes com periodontite crónica 2 semanas após o tratamento.

Espécies bacterianas anaeróbias	2 semanas	
	SRP+aPDT *(n=12)*	SRP *(n=18)*
Cocos Gram positivos		
Peptosteptococcus spp.	1/12(8.3%)	1/18(5.5%)
Bastonetes Gram positivos		
Actinomyces spp.	0	1/18(5.5%)
Bastonetes Gram negativos		
Bacteroides spp.	1/12(8.3%)	1/18(5.5%)
Porphyromonasgingivalis	0	0
Fusobacteriumnucleatum	0	0
Cocos Gram-negativos		
Veillonella spp.	1/12(8.3%)	8/18(44.4%)
Cultura negativa	9/12(75%)	7/18(38.9%)

Tabela 6.3 Frequência de ocorrência de isolados bacterianos de amostras de placa subgengival em pacientes com periodontite crónica 1 mês após o tratamento.

Espécies bacterianas anaeróbias	1 mês	
	SRP+aPDT *(n=12)*	SRP *(n=18)*
Cocos Gram positivos		
Peptosteptococcus spp.	2/12(16.7%)	3/18(16.7%)
Bastonetes Gram positivos		
Actinomyces spp.	0	1/18(5.5%)
Bastonetes Gram negativos		
Bacteroides spp.	1/12(8.3%)	1/18(5.5%)

Porphyromonasgingivalis	0	0
Fusobacteriumnucleatum	0	2/18(11.1%)
Cocos Gram-negativos		
Veillonella spp.	3/12(25%)	4/18(22.2%)
Cultura negativa	6/12(50%)	7/18(38.9%)

Tabela 6.4 Frequência de ocorrência de isolados bacterianos a partir de amostras de placa subgengival em pacientes com periodontite crónica 3 meses após o tratamento.

Espécies bacterianas anaeróbias	3 meses	
	SRP+aPDT *(n=12)*	SRP *(n=18)*
Cocos Gram positivos		
Peptosteptococcus spp.	2/12(16.7%)	1/18(5.5%)
Bastonetes Gram positivos		
Actinomyces spp.	2/12(16.7%)	1/18(5.5%)
Bastonetes Gram negativos		
Bacteroides spp.	1/12(8.3%)	1/18(5.5%)
Porphyromonasgingivalis	0	0
Fusobacteriumnucleatum	0	2/18(11.1%)
Cocos Gram-negativos		
Veillonella spp.	2/12(16.7%)	4/18(22.2%)
Cultura negativa	5/12(41.6%)	9/18(50%)

Tabela 6.5 Diferenças nas contagens de unidades formadoras de colónias de *F.nucleatum* e *Bacteroides spp.* na linha de base, 2 semanas, 1 mês e 3 meses de tratamento.

Bacterial species	Baseline Median (Min-Max; IQR)	2 weeks Median (Min-Max; IQR)	1 month Median (Min-Max; IQR)	3 months Median (Min-Max; IQR)	p- value (Friedman)
F.nucleatum					
Test	0(0-60;0)	-	0(0-30;0)	-	0.685[ns]
Control	0(0-60;0)	-	0(0-50;0)	0(0-60;0)	
p- values	0.831[ns]	-	0.743 [ns]	0.241 [ns]	
Bacteroides spp.					
Test	0(0-50;7.5)	0(0-30;0)	0(0-30;0)	0(0-30;0)	0.636[ns]
Control	0(0-50;0)	0(0-50;0)	0(0-60;0)	0(0-50;0)	
p- values	0.832 [ns]	0.846 [ns]	0.769 [ns]	0.732 [ns]	

ns: não significativo, Mín-Máx; IQR: Mínimo-Máximo; Intervalo interquartil

Tabela 6.6 Diferenças nas contagens de unidades formadoras de colónias de *Peptostreptococcus spp.* na linha de base, 1 mês e 3 meses de tratamento.

Bacterial species	Baseline Median (Min-Max; IQR)	2 weeks Median (Min-Max; IQR)	1 month Median (Min-Max; IQR)	3 months Median (Min-Max; IQR)	p- values 0-2 wks	0–1 month	0–3 months
Peptostreptococcus spp.							
Test	0(0-60;60)	0(0-30;0)	0(0-30;0)	0(0-60;0)	0.015*	0.020*	0.092[ns]
Control	0(0-60;37.5)	-	0(0-60;0)	0(0-60;0)	-	0.835[ns]	0.871[ns]
p- values	0.321[ns]	-	0.044*	0.371[ns]			

Para o teste: $p=0,035*$ (Friedman); Para o controlo: $p=0,731$[ns] (Friedman); ns: não significativo,*: p<0,05, Mín-Máx; IQR : Mínimo-Máximo; Intervalo interquartil,

6.4 Discussão

6.4.1 Perfil microbiano da periodontite crónica

A periodontite crónica é conhecida por ser de natureza polimicrobiana. Mais frequentemente, os bastonetes anaeróbios gram-negativos acompanhados pelos coccobacilos microaeróbios gram-negativos têm sido associados a esta doença (Klais *et al.*, 2005). Embora tenham sido realizados vários estudos sobre os possíveis agentes patogénicos periodontais em várias populações, sabe-se menos sobre os microrganismos que causam a doença na nossa população local. Sabe-se que os anaeróbios isolados de pacientes com periodontite crónica variam em proporções, enquanto os organismos detectados na doença podem ocorrer em número relativamente menor na população saudável (Saini *et al.*, 2003; Salari *et al*, 2004; Mane *et al*, 2009). Mane *et al.* (2009) verificaram que os anaeróbios Gram-negativos (75,7%) foram predominantemente isolados do que os Gram-positivos (44,1%) nos casos de periodontite registados. Numa população indiana, os organismos mais comuns isolados foram *P.gingivalis, F.nucleatum, Peptostreptococcus spp.* e *Prevotella spp.* No presente estudo, na linha de base, observou-se uma maior proporção de anaeróbios Gram positivos no grupo de teste e uma proporção igual de anaeróbios Gram positivos e negativos no grupo de controlo. A observação mais proeminente foi o isolamento de 33,3% de *Peptostreptococcus spp.* no grupo de teste e de 38,9% no grupo de controlo.

Outros organismos isolados desta população de estudo incluem bastonetes Gram-negativos *Bacteroides spp.,* bastonetes Gram-negativos *P.gingivalis,* e *F.nucleatum* e bastonetes Gram-positivos *Actinomyces spp.* Na linha de base, algumas amostras também foram negativas para cultura de bactérias anaeróbias. Além disso, os cocos Gram-negativos *Veillonella spp.* (não patogénicos) estavam ausentes na linha de base, embora tenham sido detectados nas visitas de recordação após o tratamento. Uma descoberta surpreendente do presente estudo é a predominância de *Peptostreptococcus spp.* em pacientes com periodontite crónica. Foi relatada a presença de *Peptostreptococcus micros* (atualmente, *Parvimonas micra*) como marcador significativo de doença periodontal destrutiva na periodontite crónica (Van Winkelhoff *et al*, 2002; Rams *et al*, 1992), embora os organismos do complexo vermelho tenham mostrado a associação mais forte com a periodontite crónica. *Peptostreptococus spp.* é um anaeróbio de crescimento lento e mostra frequentemente uma resistência acrescida a vários antimicrobianos (Higaki *et al*, 2000). O *P.micros* de *Peptostreptococcus spp.* está entre os poucos periodontopatógenos putativos, enquanto o *Peptostreptococcus magnus* foi implicado como patógeno periodontal. Muitos factores afectam os resultados microbiológicos. As várias taxas de recuperação de bactérias em diferentes estudos foram atribuídas por vários autores a variações nos critérios de seleção dos doentes, a diferenças nos métodos de amostragem e cultura utilizados, a diferenças geográficas e à presença de um determinado organismo abaixo do limiar de deteção. A Figura 6.1 mostra as variações nos isolados bacterianos em vários intervalos após, a) SRP+aPDT e b) SRP.

6.4.2 Efeito antimicrobiano da aPDT na periodontite crónica

A aPDT envolve a utilização de luz com o comprimento de onda visível adequado numa área com PS. Isto resulta na formação de espécies reactivas de oxigénio, particularmente um tipo tóxico de oxigénio conhecido como oxigénio singlete. Embora não seja totalmente compreendido, postula-se que as células em hiperproliferação absorvem seletivamente PS (Huang *et al.*, 2012). Isto, juntamente com o facto de a morte celular ser espacialmente limitada a regiões onde é aplicada luz de comprimento de onda adequado, faz da PDT uma modalidade altamente selectiva e útil. À semelhança das células neoplásicas, sabe-se que as células bacterianas crescem a taxas muito rápidas, o que torna a PDT uma opção viável para a destruição de células microbianas (Denis *et al.*, 2011).

Alguns estudos anteriores avaliaram as alterações microbiológicas após a TFDa em doentes com periodontite crónica, mas os resultados foram heterogéneos. No presente estudo, 2 semanas após o tratamento com aPDT, a maioria das amostras apresentou resultados negativos para cultura anaeróbia (75%) e uma pequena proporção (8,35%) era *Veillonella spp.* enquanto que no grupo de controlo predominaram as *Veillonella spp.* (44,4%) e 38,9% das amostras apresentaram resultados negativos para cultura anaeróbia. Os resultados apresentados no Capítulo 4 mostraram que os parâmetros clínicos demonstraram uma melhoria máxima neste mesmo período de tempo. A ausência de *P.gingivalis* após o tratamento em ambos os grupos está correlacionada com os resultados de Griffen *et al.* (1998) e Moore e Moore (1994), que também referem que este organismo é raramente detectado em indivíduos saudáveis. As Figuras 6.2 e 6.3 mostram as variações nos isolados bacterianos em vários intervalos após SRP+aPDT e SRP.

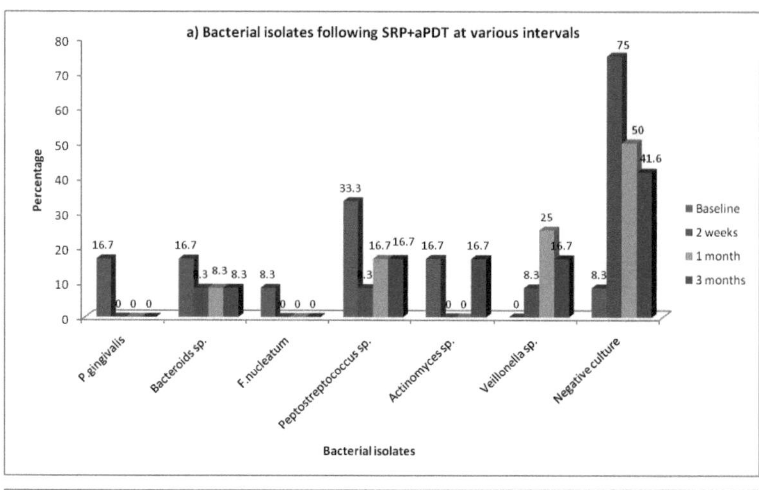

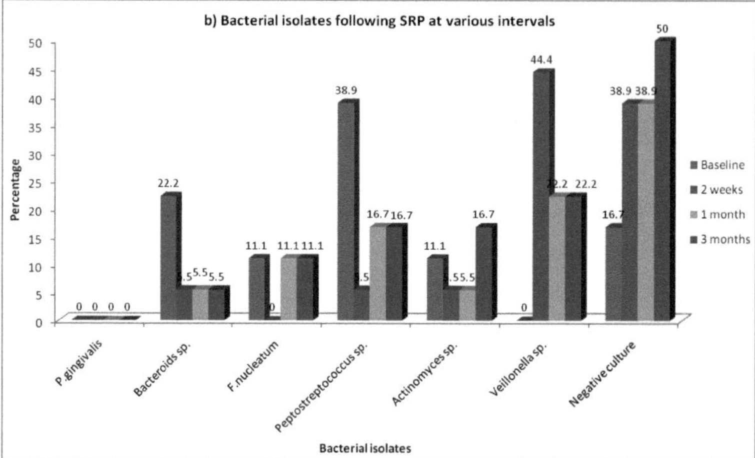

Fig 6.1 Variações nos isolados bacterianos em vários intervalos após a) SRP+aPDT e b) SRP.

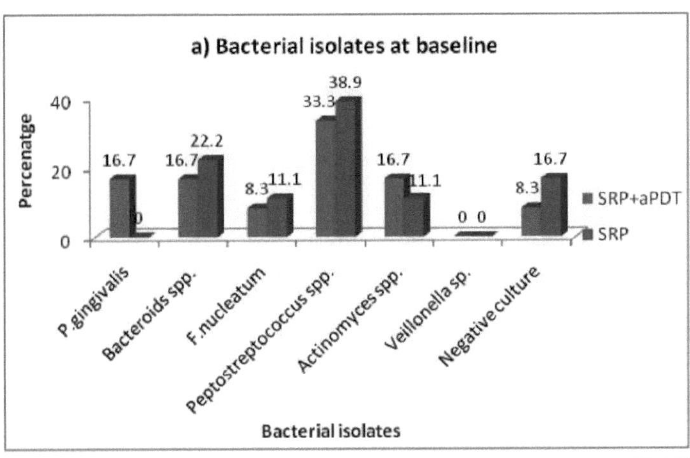

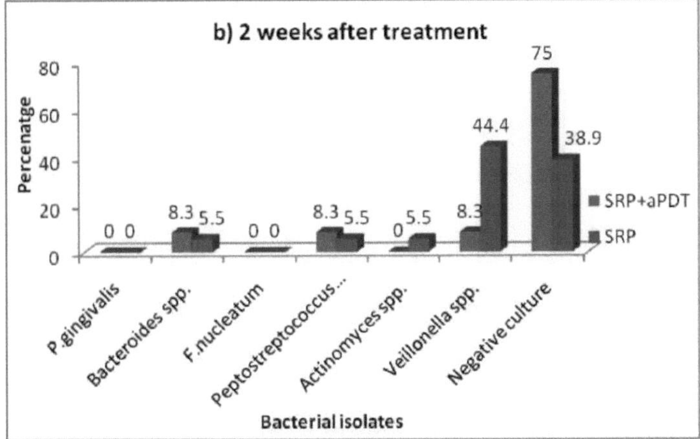

Fig. 6.2 Frequência de ocorrência de isolados bacterianos da amostra de placa subgengival em pacientes com periodontite crónica a) na linha de base e b) 2 semanas após o tratamento.

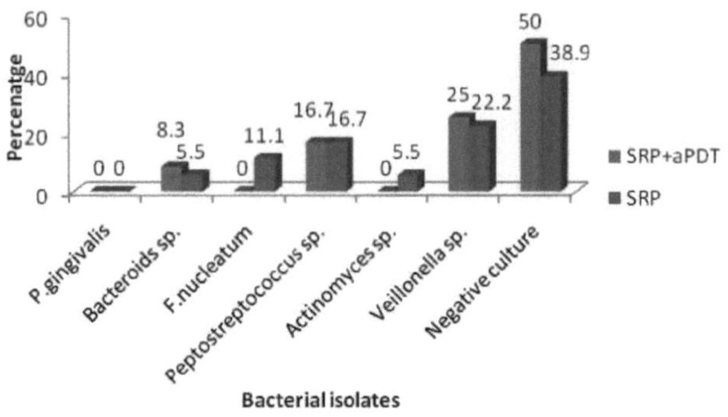

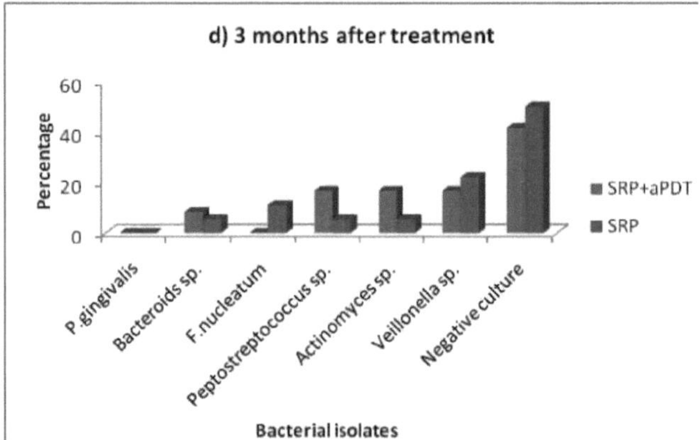

Fig 6.2 Frequência da ocorrência de isolados bacterianos da amostra de placa subgengival em doentes com periodontite crónica c) 1 mês e d) 3 meses após o tratamento.

Poucos estudos sobre aPDT na periodontite crónica (Chondros *et al.*, 2007; Sigusch *et al.*, 2010; Theodoro *et al*, 2011; Cappuyns *et al.*, 2012; Luchesi *et al*, 2013) relatam uma redução dos agentes patogénicos periodontais no grupo com aPDT em vários intervalos de tempo. Melhorias clínicas juntamente com a redução dos parâmetros microbiológicos foram relatadas em poucos estudos (Sigusch *et al*, 2010; Cappuyns *et al*, 2012). Embora a reação em cadeia da polimerase (PCR) tenha sido utilizada principalmente para detetar as alterações microbiológicas, foram utilizadas sondas de ARN por Cappuyns *et al*, 2012. Múltiplos periodontopatógenos putativos, tais como *P.gingivalis, A.a.comitans, T.forsythia, T.denticola, P.intermedia, P.micra, F.nucleatum, E.nodatum, E. corrodens* e *Capnocytophaga spp.* (Theodoro *et al.*, 2011; Cappynus *et al.*, 2012; Luchesi *et al.*, 2013) foram avaliados nestes estudos, exceto Sigusch *et al.* 2010 que selecionaram pacientes com periodontite crónica infectados com *F.nucleatum* para avaliar o efeito da aPDT. No entanto, foi observada uma redução significativa nos níveis de *F. nucleatum* (Chondros *et al,* 2007; Sigusch *et al.,* 2010), E.nodatum (Chondros *et al.,* 2007), *P.gingivalis, T.forsythia* e *T.denticola* (Cappyuns *et al.,* 2012) e *E.corrodens* (Theodoro *et al,* 2011).

A ausência de diferenças estatísticas nas quantidades de agentes patogénicos como *P. gingivalis* e *T. forsythia* foi demonstrada em alguns estudos (Cappuyns *et al,* 2012; Campanile *et al.,* 2013; Kolbe *et al.,* 2014,). No entanto, estes foram geralmente detectados com menos frequência no protocolo PDT após reavaliação. Campanile *et al.* (2013) e Cappuyns *et al.* (2012) não encontraram diferenças significativas nos níveis de microrganismos antes e depois do tratamento em nenhum dos dois grupos, embora uma redução em termos de *P. gingivalis* e *T. forsythia,* vantagens foram observadas para o grupo PDT. Theodoro *et al.* (2011) também verificaram que, embora não tenha sido demonstrado um benefício estatisticamente significativo em termos de resultados clínicos, o tratamento com aPDT levou a uma redução significativa da percentagem de locais com resultados positivos para todas as bactérias, em comparação com a SRP isolada. Os resultados do nosso estudo estão de acordo com estes estudos no que diz respeito a *P.gingivalis, F.nucleatum* e *Bacteroides spp.* e não foram observadas diferenças estatisticamente significativas nas contagens de UFC destes organismos entre os grupos de teste e de controlo (Tabela 6.5). No entanto, as contagens de UFC de *Peptostreptococcus spp.* mostraram uma diferença estatisticamente significativa ($p<0,05$) no grupo de teste em comparação com o grupo de controlo na reavaliação de 1 mês após o tratamento. *O Peptostreptococcus spp.* também mostrou uma diferença estatisticamente significativa ($p<0,05$) no grupo de teste às 2 semanas e 1 mês após o tratamento. Estes resultados são contrários aos resultados de Chondros *et al.,* (2007) que também avaliaram *o P.micra* (anteriormente conhecido como *Peptostreptococcus spp.)* juntamente com outros periodontopatógenos, mas não conseguiram detetar uma diferença estatisticamente significativa entre os grupos aPDT e SRP.

Tabela 6.7 Ensaios controlados aleatórios que relatam alterações microbiológicas após aPDT na periodontite crónica

Author	Sample size	Organisms evaluated & method	Conclusions
Kolbe *et al.* 2014 Brazil	22	A.a, P.g and T.f (PCR)	PDT protocol presented inferior frequency of P. g at 3 months when compared with the other therapies.
Luchesi *et al.* 2013 Brazil	37	A.a, P.g and T.f (PCR)	At 6 months, real-time PCR evaluation showed a decrease in P.g and T.f only in the PDT group with no inter-group differences.
Campanile *et al.* 2013 Switzerland	27	P.g, A.a, T.f, T.d, P.i & P.micra (PCR)	Detection frequencies of the studied microorganisms at >1,000 and >100.000 cells/ml did not change significantly from baseline to 3 or 6 months in any group.
Cappuyns *et al.* 2012 Switzerland	32	P. g, T. f, and T. d (RNA probe)	Frequencies of three microorganisms were significantly lower in aPDT- and SRP-treated than in Diode soft laser-treated quadrants after 14 days, but not at 2 and 6months.
Theodoro *et al.* 2011 Brazil	33	A.a, P.g, P.i, T.f and P.n (PCR)	Although no statistically significant benefit in terms of clinical outcome could be demonstrated, aPDT treatment led to significant reduction in the percentage of sites reporting positive for all bacteria as compared to SRP alone.
Sigusch *et al.* 2010 Germany	24	F.n (PCR)	Appropriate to reduce periodontal inflammation and to successfully treat infection with F. n.
Polansky *et al.* 2009 Austria	58	P. g, T.f and T.d (PCR)	P. g was significantly reduced in both. No significant reductions of T. f and T. d were observed in either group.
Chondros *et al.* 2007 Germany	24	A.a, P.g, P.i, T.d, T.f, P.m,F.n,C.r,E.n,E.c (PCR)	At 3 months after therapy, the microbiological analysis showed a statistically significant reduction of F.n and E.n in the test group.

A.a: Actinobacillus actinomycetemcomitans; P.g.Porphyromonas gingivalis; P.i: Prevotella intermedia; T.d: Treponema denticola;T.f: Tanerella forsythia; P.micro; Parvimonas(Peptostreptococus) micro; F.n: Fusobacterium nucleatum; C.r; Camply tob ator rectus; E.n: Eubacterium nodatum; E.c; Eikenella corrodens; Pepto spp; Peptostreptococcus spp.; P.n; Prevotella nigricans

Sigusch *et al.* (2010), num estudo em pacientes com periodontite crónica localizada infectados com *F. nucleatum*, verificaram que no grupo PDT, 12 semanas após o tratamento, a concentração de ADN de *F. nucleatum* foi significativamente reduzida em comparação com o nível basal. Luchesi *et al.* (2013) também mostraram uma redução estatisticamente significativa de *P. gingivalis* aos 3 meses de acompanhamento, em comparação com a linha de base *(p < 0,05)* em ambos os grupos, embora essa redução tenha sido mantida aos 6 meses apenas no grupo PDT *(p < 0,05)*. Dos muitos microorganismos avaliados, Chondros *et al.* (2007) relataram uma redução estatisticamente significativa de *F. nucleatum* e *E. nodatum* no grupo de teste aos 3 meses. Mas, aos 6 meses, foram detectados números estatisticamente mais elevados de *E. corrodens* e *Capnocytophaga spp.* no grupo de teste.

No presente estudo, a descoberta mais proeminente foi a melhoria estatisticamente significativa observada nas unidades formadoras de colónias (CFUs) no grupo de teste às 2 semanas e um mês em termos de *Peptostreptococcus spp. (p<0,05)*. A redução obtida aqui é um achado significativo, uma vez que muitos autores têm garantido mais atenção ao papel deste organismo como um importante agente patogénico periodontal (Kesic *et al.*, 2008; Al-Hebshi *et al.*, 2014). Noutro estudo do mesmo autor, *P. micra* foi detectado em contagens relativas mais elevadas em doentes com periodontite em comparação com locais saudáveis em todos os indivíduos examinados. A fotossensibilização letal destes agentes patogénicos periodontais poderia ser um possível mecanismo para o seu efeito antimicrobiano em grupos de teste que envolve alterações nas membranas e/ou proteínas da membrana plasmática e danos no ADN mediados pelo oxigénio singlete, tal como sugerido por Maisch *et al.* (2007). Uma vez que a emissão manual de luz é um processo localizado e o PS localiza-se dentro/em torno das células alvo, é provável que a PDT seja eficaz no tratamento de doenças localizadas e não no tratamento de doenças sistémicas generalizadas (Dai *et al.*, 2009).

Geralmente, as bactérias gram-positivas são susceptíveis à foto-inativação, ao passo que as bactérias gram-negativas são frequentemente resistentes à mesma, se a membrana não for modificada. A carga positiva do PS parece promover a sua ligação à membrana das bactérias gram-negativas e leva à sua danificação localizada, causando um aumento da sua permeabilidade. Além disso, como as bactérias Gram-positivas têm uma membrana externa relativamente porosa formada por uma camada mais espessa de peptidoglicano e ácido lipoteicóico, pode ocorrer uma maior difusão do fotossensibilizador no interior das células microbianas (Dai *et al.*, 2009). A interação do azul de metileno com a macromolécula aniónica lipopolissacarídeo de bactérias gram-negativas resulta na geração de dímeros de azul de metileno, que participam no processo de fotossensibilização (Soukos & Goodson, 2011; Usacheva *et al,* Este poderia ser um mecanismo provável pelo qual a redução nas contagens de unidades formadoras de colónias no grupo de teste pode ter sido alcançada no caso de *P.gingivalis, F.nucleatum* e *Bacteriodes spp.* No caso de *F.nucleatum* e *Bacteroides spp.* também houve uma maior redução nas contagens de unidades formadoras de colónias no caso das amostras do grupo de teste. A diferença estatisticamente significativa pode não ter sido detectada nestes organismos devido ao tamanho mais pequeno da amostra.

O resultado obtido neste estudo deve ser interpretado considerando o facto de que os agentes patogénicos periodontais em biofilmes são menos afectados pela terapia fotodinâmica do que as bactérias na fase planctónica. O efeito antibacteriano da terapia fotodinâmica é reduzido nas bactérias do biofilme, mas não no mesmo grau que foi relato para o tratamento com antibióticos em condições semelhantes (Fontana *et al.*, 2009). Além disso, sabe-se que um número considerável de bactérias periodontais não pode ser cultivado por este método. Por conseguinte, os resultados devem ser interpretados em termos de contagem viável e não de contagem total de bactérias presentes. Para minimizar a questão da subjetividade na interpretação das UFCs e do aspeto colonial, todas as placas foram processadas e avaliadas pelo mesmo investigador. Embora existam muitas técnicas de diagnóstico avançadas disponíveis para a deteção e identificação de bactérias, neste estudo foi utilizada a técnica de cultura anaeróbia porque continua a ser considerada como o método padrão de ouro. Além disso, as sondas de ADN só podem ser utilizadas nos organismos para os quais as sondas estão disponíveis e também existem problemas relacionados com a reatividade cruzada. Embora o tamanho reduzido da amostra seja uma limitação deste estudo, este estudo mostra um padrão de distribuição de vários organismos periodontais em pacientes de Trivandrum, Kerala. Não existem relatórios anteriores sobre a microflora subgengival de pacientes desta localidade para comparação.

6.5 Conclusão

Os resultados do estudo mostram que a aplicação adjuvante de aPDT juntamente com SRP na periodontite crónica reduz *Peptostreptococcus spp.* de forma mais eficiente. O efeito antimicrobiano da aPDT mediada pelo azul de metileno deve ser avaliado em amostras maiores, não só em termos de UFC, mas também em termos de alterações nos níveis de citocinas. O padrão microbiano na periodontite agressiva e no abcesso periodontal também deve ser analisado no futuro. Assim, a aPDT pode representar uma nova abordagem terapêutica no tratamento da periodontite, bem como uma rotina de manutenção periodontal de apoio. São necessários mais estudos microbiológicos pormenorizados numa população maior para obter resultados conclusivos.

Referências

• Al-hebshi NN, Shuga-Aldin HM, Al-Sharabi AK, & Ghandour I, Patógenos periodontais subgengivais associados à periodontite crónica em iemenitas. *BMC Oral Health,* 14(1), 2014,13.

• Ananthanarayanan, R e Jayaram Panicker, C.K. - A Text Book of Microbiology (2009), Orient Longman.

• Betsy J, Prasanth CS, Baiju KV, Prasanthila J, & Subhash N, Eficácia da terapia fotodinâmica antimicrobiana na gestão da periodontite crónica: um ensaio clínico controlado e aleatório. *Jornal de Periodontologia Clínica,* 41(6), 2014, 573-581.

- Campanile VSM, Giannopoulou C, Campanile G, José A & Mombelli A, A Terapia fotodinâmica antimicrobiana única ou repetida como adjuvante do desbridamento ultrassónico em bolsas periodontais residuais: efeitos clínicos, microbiológicos e biológicos locais. *Lasers in Medical Science,* 2013, DOI 10.1007/s10103-013- 1337-y.

- Cappuyns I, Cionca N, Wick P, Giannopoulou C, & Mombelli A, Treatment of residual pockets with photodynamic therapy, diode laser, or deep scaling. Um ensaio clínico aleatório, controlado por boca dividida. *L asers in Medical Science,* 27(5), 2012, 979-986.

- Chondros P, Nikolidakis D, Christodoulides N, Rössler, R, Gutknecht N, & Sculean A, Photodynamic therapy as adjunct to non-surgical periodontal treatment in patients on periodontal maintenance: a randomized controlled clinical trial. *Laser em Ciências Médicas* 24(5), 2009, 681-688.

- CobbCM . Terapia não cirúrgica de bolsas: mecânica. *Anais de Periodontologia;1(1),* 1996,443- 490.

- Dai T, Huang YY, & Hamblin MR, Photodynamic therapy for localized infections-state of the art. *Photodiagnosis and photodynamic therapy,* 6(3), 2009, 170-188.

- Denis TG, & Michael RH, An Introduction to photoantimicrobials: Photodynamic Therapy as a Novel Method of Microbial Pathogen Eradication (A terapia fotodinâmica como um novo método de erradicação de agentes patogénicos microbianos). Ciência contra os agentes patogénicos microbianos: comunicar a investigação atual e os avanços tecnológicos, A. Mendez-Vilas (Ed.) (2011): 675-683.

- Fontana CR, Abernethy AD, Som S, Ruggiero K, Doucette S, Marcantonio RC, & Soukos NS. The antibacterial effect of photodynamic therapy in dental plaque-derived biofilms (O efeito antibacteriano da terapia fotodinâmica em biofilmes derivados da placa dentária). *Journal of Periodontal Research,* 44(6), 2009, 751-759.

- Griffen AL, Lyons SR, Becker MR, Moeschberger ML, & Leys EJ, Porphyromonas gingivalis strain variability and periodontitis. *Journal of clinical microbiology,* 37(12), 1999, 4028-4033.

• Higaki S, Kitagawa T, Kagoura M, Morohashi M, Yamagishi T, Caracterização de espécies de Peptostreptococcus em infecções cutâneas. *Journal of International Medical Research,* 28, 2000, 143-7.

• Huang Z, Li L, Wang H, Wang X, Yuan K, Meyers A, & Hetzel FW, Photodynamic therapy-An update on clinical applications. *Journal of Innovative Optical Health Sciences,* 2(01), 2009, 73-92.

• Kesic L, Microbial etiology of periodontal disease-mini review, *Medicine and biology,* 15(1) 2008, 1-6.

• Kolbe MF, Ribeiro FV, Luchesi VH, Casarin RC, Sallum EA, Nociti Junior FH, & Casati MZ, Terapia Fotodinâmica Durante o Tratamento Periodontal de Suporte: Desempenho clínico, microbiológico, imunoinflamatório e centrado no paciente em um ECR de boca dividida. *Journal of Periodontology,* 2014, 1-15.

• Konopka K, & Goslinski, Photodynamic therapy in dentistry (Terapia fotodinâmica em medicina dentária). *Jornal de Investigação Dentária,* 86(8), 2007, 694-707.

• Köll-Klais P, Mändar R, Leibur E, & Mikelsaar M, Oral microbial ecology in chronic periodontitis and periodontal health. *Jornal de Periodontologia Clínica,* 17(3): 2005, 146- 155.

• Lang NP, Kiel RA, & Anderhalden K, Efeitos clínicos e microbiológicos de restaurações subgengivais com margens salientes ou clinicamente perfeitas. *Journal of Clinical Periodontology,* 10(6): 1983, 563-578.

• Loesche WJ, & Grossman NS, A doença periodontal como uma infeção específica, embora crónica: diagnóstico e tratamento. *Clinical Microbiology* 14(4), 2001, 727-752.

• Luchesi VH, Pimentel SP, Kolbe MF, Ribeiro FV, Casarin RC, Nociti FH, & Casati MZ, Terapia fotodinâmica no tratamento de furca classe II: um ensaio clínico controlado randomizado. *Journal of Clinical Periodontology,* 40(8), 2013, 781-788.

• Mane AK, Karmarkar AP, & Bharadwaj RS, Anaerobic bacteria in subjects with chronic periodontitis and in periodontal health. Journal of Oral Health and Community Dentistry; 3(3): 2009, 49-51.

• Marsh PD, Placa dentária: significado biológico de um biofilme e estilo de vida da comunidade. *Jornal de Periodontologia Clínica,* 32(6), 2005,7-15.

- Maisch T, Baier J, Franz B, Maier M, Landthaler M, Szeimies RM, & Baumler W, The role of singlet oxygen and oxygen concentration in photodynamic inactivation of bacteria. *Proceedings of National Academic Sciences*, 104(17), 2007, 7223-7228.

- Moore WE, Moore LH, Ranney RR, Smibert RM, Burmeister JA, Schenkein HA, A microflora dos locais periodontais que apresentam uma progressão destrutiva ativa, *Journal of Clinical Periodontology*, 18, 1991,729-739.

- Rams TE, Feik D, Listgarten MA, Slots J. Peptostreptococcus micros in human periodontitis. *Oral Microbiology and Immunology*, 7, 1992, 1-6.

- Saini Aparna, N Gupta, A Mahajan, DR Arora. Microbial flora in orodental infections. *Indian Journal of Medical Microbiology*, 21(2), 2003, 111-114.

- Salari MH, Kadkhoda Z, Taxa de bactérias periodontopatogénicas subgengivais cultiváveis na periodontite crónica. *Jornal de Ciência Oral*, 46(3), 2004, 157-161

- Slots J, & Listgarten MA, Bacteroides gingivalis, Bacteroides intermedius e Actinobacillus actinomycetemcomitans em doenças periodontais humanas. *Journal of Clinical Periodontology*, 15(2), 1988, 85-93.

- Sigusch BW, Engelbrecht M, Völpel A, Holletschke A, Pfister W, & Schütze J. Terapia fotodinâmica antimicrobiana de boca inteira em pacientes com periodontite infetada por Fusobacterium nucleatum. *Journal of Periodontology*, 81(7), 2010, 975-981.

- Soukos NS, Goodson JM. Terapia fotodinâmica no controlo de biofilmes orais. *Periodontol 2000*, 55, 2011, 143-166.

- Theodoro LH, Silva SP, Pires JR, Soares GHG, Pontes AEF, Zuza EP, & Garcia VG . Efeitos clínicos e microbiológicos da terapia fotodinâmica associada ao tratamento periodontal não cirúrgico. Um acompanhamento de 6 meses, *Lasers in Medical Science;* 27(4): 2012, 687-693.

- VanWinkelhoff AJ, Loss BG, Van der Reijden WA, Van der Velden U, Porphyromonas gingivalis, Bacteroides forsythus e outros agentes patogénicos periodontais em indivíduos com e sem destruição periodontal. *Journal of Clinical Periodontology*, 29,20021023-1028.A

- Zambon JJ. Doenças periodontais: Factores microbianos. *Anais de Periodontologia*, 1, 1996, 897-925.

Capítulo 7

Deteção de placa dentária clinicamente invisível utilizando autofluorescência induzida por laser

7.1 Introdução

A doença periodontal é a causa mais comum de perda de dentes entre os adultos e o seu principal fator etiológico é a placa dentária. Estudos demonstraram que, 2 a 4 horas após a profilaxia oral ou a escovagem dos dentes, as bactérias pioneiras cobrem cerca de 30% do esmalte (Newman *et al.*, 2011). Por conseguinte, a identificação precoce e a remoção meticulosa da placa bacteriana são essenciais para prevenir a doença periodontal e manter a saúde periodontal.

No entanto, a identificação da placa dentária é difícil tanto para o doente como para o dentista, porque o dente e a placa dentária são muitas vezes parecidos, especialmente se a placa estiver presente em quantidade escassa. Tradicionalmente, a placa dentária é frequentemente detectada pelos clínicos, quer diretamente, utilizando um explorador (Loe, 1967), quer com a ajuda de uma solução reveladora (Gillings, 1977) e é quantificada utilizando índices baseados na área do dente coberta ou na sua espessura. Mas estes métodos de avaliação têm a limitação de serem subjectivos e, por isso, os resultados podem variar de clínico para clínico, especialmente quando a placa é escassa. Os índices de registo também podem necessitar de uma calibração extensiva entre os examinadores para uma elevada precisão e fiabilidade, o que pode ser bastante moroso e dispendioso (Pretty *et al.*, 2009). Por outro lado, os agentes reveladores utilizados para corar de forma diferente as placas maduras e as placas recém-formadas carecem de especificidade. Podem corar a mucosa oral e o lábio, embora temporariamente, o que constitui um problema estético importante. O fraco contraste dos tecidos moles, a possibilidade de manchar o vestuário e as restaurações, como os ionómeros de vidro modificados por resina e os compósitos, também são desvantagens das soluções reveladoras. Os corantes fluorescentes (Lang *et al.*,1972), as técnicas automatizadas que utilizam computadores (Carter *et al.*, 2004; Kang *et al.*, 2006) e a quantificação da placa bacteriana utilizando coordenadas 3D (Yeganesh *et al.*, 1999) também foram descritos na literatura, mas a complexidade dos métodos, o custo do equipamento, a padronização das técnicas, etc., são alguns dos principais inconvenientes na popularização destes métodos. Assim, é necessário desenvolver uma técnica económica e não invasiva para detetar e quantificar a acumulação de placa dentária de forma mais objetiva, especialmente durante as fases iniciais da formação da placa.

A espetroscopia de autofluorescência induzida por laser (LIAF) está a evoluir como uma ferramenta poderosa para detetar e caraterizar as alterações bioquímicas e morfológicas que ocorrem no corpo humano com base nas alterações das assinaturas de fluorescência (Konig & Schneckenburger, 1994). Em medicina dentária, a espetroscopia LIAF tem sido utilizada eficazmente para a deteção precoce do cancro oral (Mallia *et al.*, 2008; Mallia *et al.*, 2010; Jayanthi *et al.*, 2009) e da cárie dentária (Subhash *et al.*, 2005; Thomas *et al.*, 2010; Thomas *et al.*, 2011). A placa dentária madura foi identificada pela emissão de fluorescência vermelha causada pelas porfirinas das bactérias em vários estudos in vitro (Van der veen *et al.*, 2006; Lennon *et al.*, 2006). Estão disponíveis no mercado alguns sistemas de imagiologia, tais como o Plakscope, um medidor de placa bacteriana doméstico, e a câmara intra-oral Vistacam, para visualizar a placa bacteriana, mas podem não ser úteis para visualizar a acumulação de placa bacteriana em áreas relativamente inacessíveis, tais como a face palatina dos dentes anteriores superiores e a face vestibular dos dentes posteriores, devido à curvatura da arcada dentária. Embora muito recentemente o sistema de imagiologia Sopra Care tenha sido utilizado para discriminar a placa bacteriana e a inflamação gengival (Rechmann *et al.*, 2014), o tamanho da amostra não era suficientemente grande e, por conseguinte, o estudo não forneceu resultados convincentes sobre a sua precisão de diagnóstico no cenário clínico.

Por conseguinte, o objetivo deste estudo foi explorar a viabilidade da utilização do LIAF para a deteção de placa dentária clinicamente invisível e desenvolver um padrão de referência do rácio LIAF para discriminar entre a superfície dentária sem placa e a placa dentária clinicamente invisível em fase inicial. A placa de grau 2 e 3 que pode ser visualizada clinicamente também foi caracterizada utilizando LIAF e comparada para avaliar a variabilidade entre diferentes graus. Para tal, foram registados os espectros LIAF *in vivo* de superfícies dentárias com placa de grau 0 (controlo) e de graus 1-3 de placa (grupo de teste) em 300 pacientes e foi avaliada e apresentada a precisão de diagnóstico do padrão de referência do rácio espetral LIAF para discriminar entre diferentes graus de placa.

7.2 Materiais e método

7.2.1 Protocolo clínico e sujeitos

A população do estudo consistiu em 300 pacientes (200 no grupo de teste e 100 no grupo de validação) que participaram no nosso estudo na clínica ambulatória (OP) do Departamento de Periodontia do Government Dental College (GDC), Trivandrum, de junho de 2011 a junho de 2013. O protocolo do estudo foi aprovado pelo Comité de Ética Institucional do Government Dental College (GDC), Thiruvananthapuram (Aprovação n.º IEC/C/42-A/2011/DCT/datado em 18-01-2011). Foi obtido o consentimento informado de todos os participantes antes da sua inscrição no estudo.

7.2.2 Critérios de seleção

Foram selecionados 200 indivíduos com idades compreendidas entre os 18 e os 65 anos, com base na presença de 0-3 graus de placa bacteriana, de acordo com o Índice de Placa (Silness & Loe, 1964). Foram incluídas no estudo séries consecutivas de doentes que apresentavam diferentes graus de placa bacteriana na margem gengival (Capítulo 3, Fig. 3.9), com 50 doentes em cada grupo, nomeadamente grau 1, grau 2 e grau 3. Foi utilizada uma solução reveladora para determinar o grau 0 e o grau 1, depois de os espectros de fluorescência terem sido recolhidos nestes locais. Ao distribuir os participantes pelos vários grupos, aqueles sem qualquer placa visível na margem gengival foram incluídos como controlo (grau 0). No entanto, após o registo da leitura do LIAF, foi utilizada uma solução reveladora para confirmar a placa de grau 0.

Os participantes com cálculo e dentes expostos a cemento foram excluídos, uma vez que estes poderiam influenciar os espectros de emissão (Folwaczny *et al.*, 2002). As mulheres grávidas, os fumadores e aqueles com qualquer doença sistémica, história de antibióticos, elixires ou qualquer tratamento periodontal durante os últimos 3 meses também foram excluídos do estudo, uma vez que se sabe que estes factores influenciam a qualidade e a quantidade de placa bacteriana (Alsaadi *et al.*, 2008). A validação clínica dos resultados foi efectuada em 100 participantes com idades compreendidas entre os 18 e os 65 anos, categorizados em 4 grupos de 25 pacientes cada, de acordo com o índice de placa, por um membro que não conhecia os resultados do teste LIAF.

7.2.3 Registo dos espectros LIAF e do índice de placa

Os espectros de fluorescência foram registados a partir do terço gengival dos incisivos centrais superiores em todos os 300 pacientes, utilizando o sistema portátil de espetroscopia LIAF apresentado na Fig. 3.10 (Capítulo 3). O sistema é constituído por um laser de díodo de 404 nm para a excitação da fluorescência e por um espetrómetro de fibra ótica em miniatura (Ocean Optics, Estados Unidos, modelo: USB 2000FL VIS-NIR) ligado à porta USB de um computador para registar o espetro da placa gengival. Uma perna da fibra ótica bifurcada (400 pm de diâmetro) guia a luz do laser para a superfície da placa através de uma peça de mão feita de aço inoxidável, enquanto outra fibra do mesmo diâmetro, mantida à parte da fibra de excitação, recolhe o sinal de fluorescência da placa para o espetrómetro através de um filtro de passagem de comprimento de onda longo (Schott GG420). A manga de PVC descartável preta inserida na ponta da sonda ajuda a impedir a entrada de luz ambiente externa no espetrómetro e a controlar a infeção. No entanto, a ponta da sonda de aço inoxidável foi esterilizada após cada utilização.

Os participantes foram aconselhados a enxaguar a boca com água destilada para excluir qualquer hipótese de fluorescência proveniente de resíduos alimentares. O autor identificou o local de medição e colocou a ponta da sonda na placa bacteriana, na margem gengival, sem perturbar a placa ou a gengiva, enquanto um físico, bem treinado em espetroscopia ótica, registava os dados espectrais de cada paciente. Para efeitos de padronização, a placa bacteriana na face vestibular do incisivo central superior de cada doente foi classificada e registada utilizando um espelho bucal e um explorador. Uma vez que a avaliação clínica poderia perturbar os depósitos de placa, as leituras espectrais foram sempre registadas primeiro. Os pacientes receberam um número de código e a pessoa que avaliou o índice de placa (teste de referência) foi mascarada relativamente às medições do LIAF.

Embora estejam disponíveis vários métodos para a deteção da placa gengival, o índice de placa de Silness e Loe (1964) foi considerado o padrão de referência neste estudo devido à sua ampla aceitação para medir a espessura da placa na margem gengival.

7.2.4 Aquisição e tratamento de dados

A placa acumulada ao longo da margem gengival foi iluminada com o laser de 404 nm e o espetro LIAF foi registado na gama espetral de 400 a 800 nm utilizando o software OOI Base32 (Ocean Optics, EUA) com um tempo de integração de 50 ms. Antes da utilização, o acoplador de luz da fibra ótica foi alinhado de modo a fornecer um feixe gaussiano na ponta da fibra. A potência média de saída na ponta da fibra de iluminação é monitorizada antes de cada conjunto de medições e mantida a 1±0,5mW utilizando um medidor de potência ótica (Ophir, Israel, Modelo: Nova) ligado ao fotodíodo PD300. A manga de PVC na ponta da fibra da peça de mão foi colocada em contacto com a superfície do dente e os espectros de fluorescência foram registados por monitorização pontual. Após completar as medições num paciente, a manga de PVC foi descartada e uma nova foi usada para o próximo paciente. Todos os dias, o espetro de fundo foi registado antes das medições e o software subtraiu-o automaticamente do espetro registado. Devido à natureza diversa dos depósitos de placa, foram efectuados 15 conjuntos de medições LIAF de cada local e o valor médio de cada local foi determinado para análise posterior (Fig. 3.10, no Capítulo 3).

Os rácios de intensidade de fluorescência (FI) foram calculados utilizando os valores de intensidade dos picos observados a 510 e 630 nm nos espectros LIAF. A intensidade espetral média da LIAF ao longo de um intervalo de 20 nm (desvio padrão) no pico de emissão foi utilizada para determinar o rácio espetral da LIAF (*F510/F630*) a partir dos espectros registados. Além disso, o rácio foi correlacionado com a pontuação da placa clínica para discriminar diferentes graus de placa, desde o grau 0 (ausência de placa) até aos graus -1, 2 e 3 (presença de placa).

Em seguida, a discriminação dos diferentes graus de placa (0-3) na margem gengival e na superfície dentária foi efectuada utilizando gráficos de dispersão da intensidade de fluorescência (FI) com base nos valores de intensidade espetral. O gráfico de dispersão do rácio de intensidade de fluorescência *(F510/F630),* também conhecido como padrão de referência do rácio de fluorescência (FRRS), é elaborado a partir dos dados espectrais brutos de 150 locais com placa (graus 1 -3) e 50 locais sem placa (grau 0). Foi também efectuado um estudo cego em 100 participantes para testar a validade clínica do FRRS desenvolvido. Os valores do rácio *F510/F630* calculados para 100 participantes (25 em cada grupo) no conjunto cego são também inseridos na FRRS para comparação.

A sensibilidade e a especificidade das medições foram determinadas considerando as pontuações do Índice de Placa de Silness e Loe (1964) como padrão de ouro. As precisões de diagnóstico foram calculadas em termos de sensibilidade, especificidade, valores preditivos positivos (VPP) e valores preditivos negativos (VPN) a partir da posição do rácio de intensidade (F510/F630*)* no gráfico de dispersão da FRRS em relação aos valores de corte derivados do rácio espetral. A qualidade/desempenho do teste de diagnóstico foi avaliada utilizando a curva da caraterística de funcionamento do recetor (ROC).

7.2.5 Cálculo da dimensão da amostra

A dimensão da amostra foi calculada com base na fórmula de Jones *et. al.* (2003), apresentada a seguir:

$$n = \frac{TN+FN}{P}$$

Onde,
$$TP + FN = z^2 \times \frac{(SN(1-SN))}{W^2}$$

Na equação acima, TP = verdadeiro positivo, FN = falso negativo, SN = sensibilidade, z = intervalo de confiança para o valor da distribuição normal (para 95%, z = 1,96), P = prevalência da condição na população e W = exatidão (0,05). Por conseguinte, é necessário um tamanho mínimo de amostra de 40 em cada grupo para atingir uma sensibilidade de 97% quando a prevalência da placa supra-gengival é considerada como 95%.

7.2.6 Análise estatística

Os dados espectrais LIAF recolhidos de 0-3 graus de placa foram pré-processados por normalização para examinar o aumento espetral devido ao pré-processamento (Ramanujam *et al.*, 1996). O rácio de intensidade espetral normalizado foi ainda sujeito a um teste t não pareado para determinar diferenças estatisticamente significativas entre os graus de placa adjacentes. Uma vez que o teste t revelou diferenças significativas entre o grau 0 e os graus superiores de placa, os dados normalizados foram utilizados para construir o gráfico de dispersão. Os valores de corte no gráfico de dispersão entre grupos adjacentes foram calculados como a média aritmética ponderada dos respectivos 2 grupos. A fim de avaliar o desempenho do algoritmo recentemente proposto, foram construídas curvas ROC a partir dos dados espectrais do LIAF. Finalmente, foi calculada a área sob as curvas ROC (AUC) e o seu intervalo de confiança (IC) de 95%.

7.3 Resultados

7.3.1 Caraterísticas espectrais da LIAF

Os espectros LIAF foram registados entre junho de 2011 e junho de 2013 em pacientes que deram o seu consentimento escrito para participar no estudo e que tinham placa acumulada nas margens gengivais com grau PI 0-3 (de acordo com Silness e Loe, 1964). Havia 83 participantes do sexo masculino e 117 do sexo feminino no conjunto de treino (idade média de 43,7±13,5 anos), enquanto havia 31 homens e 69 mulheres no conjunto cego (idade média de 49,1±11,2 anos).Os espectros de cada paciente foram calculados e normalizados em relação à intensidade espetral a 510nm. A Figura 7.1(a) mostra os espectros LIAF médios de locais típicos com graus 0-3 (50 em cada grupo), enquanto a Figura 7.1(b) mostra os espectros LIAF após normalização para a intensidade do pico de autofluorescência a 510 nm.

Os dados espectrais fluorescentes revelaram diferenças notáveis entre a superfície dentária sem placa e os vários graus de placa. O espetro LIAF da placa bacteriana de grau 0 mostrou uma emissão exterior em torno de 500 nm com uma longa cauda que se estende em direção à região de comprimento de onda vermelha. Verificou-se que o FI da superfície dentária sem placa era superior ao de todos os outros graus de placa na gama de 450-600 nm. À medida que o grau de placa (espessura) aumentava, o FI na região do comprimento de onda vermelho aumentava gradualmente com o aparecimento de outro pico na região dos 635 nm. Com um aumento adicional da espessura/grau da placa, começaram a aparecer novos picos à volta de 685 e 705 nm (Fig. 7.1a).

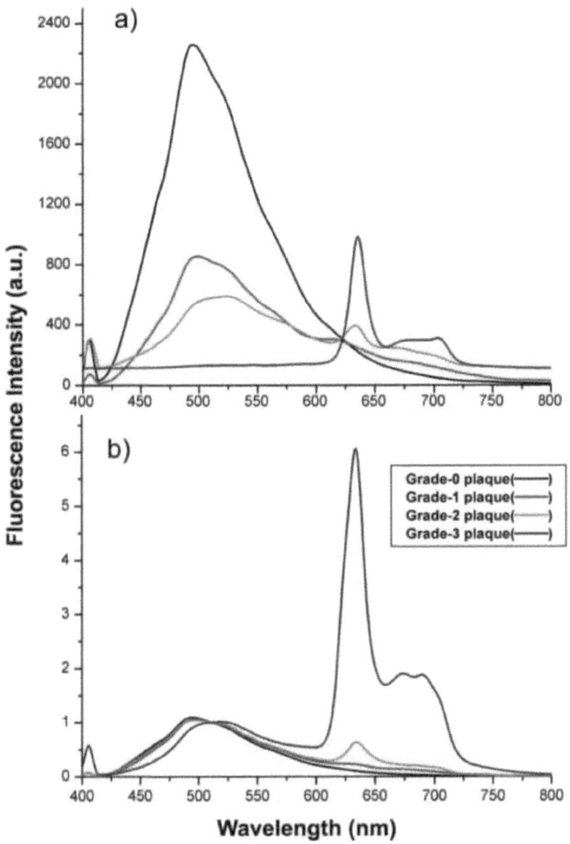

Fig 7.1a) Espectros LIAF médios de locais típicos com graus 0-3 (50 em cada grupo) e **b)** Espectros LIAF após normalização para a intensidade do pico de autofluorescência a 510 nm.

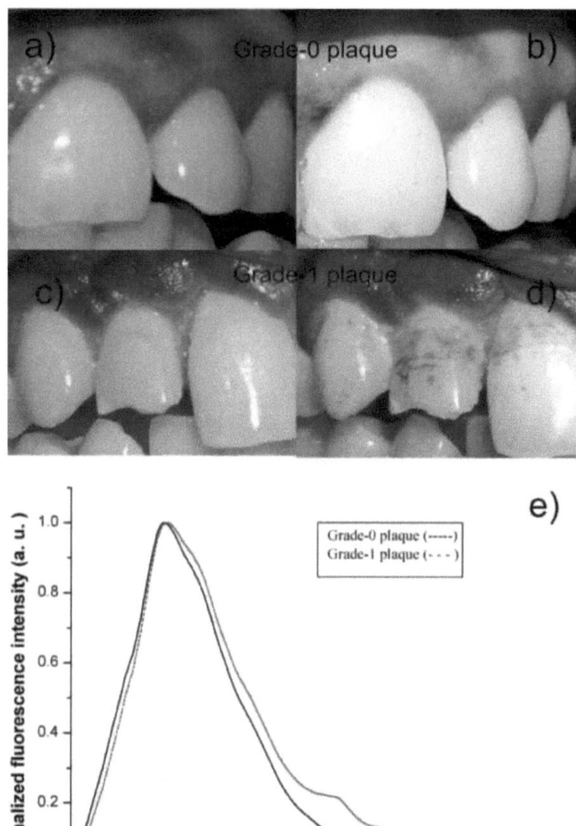

Fig 7.2 a & c) Fotografia clínica de placa com grau 0 e 1 respetivamente; b & d) As fotografias correspondentes após a aplicação da solução reveladora; e) Alterações do LIAF correspondentes às fotografias clínicas da placa de grau 0 e 1.

A Figura 7.2 (a) e (c) apresenta a fotografia clínica de um dente com placa de grau 0 e 1, respetivamente, enquanto a Figura 7.2 (b) e (d) mostra as fotografias correspondentes após a aplicação da solução reveladora. A placa de grau 1 mostra um desvio para o vermelho de 15 nm para o pico de 510 nm, em comparação com a superfície sem placa do dente com placa de grau 0, mostrada na Figura 7.2 (e). Em comparação, o desvio do pico vermelho observado entre a placa de grau 1 e de grau 2 é de 10 nm e entre o grau 2 e o grau 3 é de 5 nm. Simultaneamente, a intensidade do pico de fluorescência de 635 nm também aumenta à medida que o grau da placa aumenta de 0 para 3, o que também pode ser entendido a partir do rácio da intensidade de fluorescência deste pico em relação ao pico de 510 nm. Em comparação com o dente sem placa (grau 0), o dente com placa de grau 1 apresenta um desvio para o vermelho de cerca de 15 nm para o pico de 510 nm.

7.3.2 Rácio espetral LIAF

O rácio de intensidade espetral LIAF (*F510/F630*) foi calculado a partir dos valores de intensidade espetral dos picos de 510 e 630 nm para vários graus de placa em 200 doentes que constituem o conjunto de treino para a discriminação/classificação da placa gengival. Foi observado que o rácio *F510/F630* tem uma tendência decrescente com o aumento da espessura da placa gengival. O valor do rácio de intensidade para a superfície do dente sem placa (grau -0) foi de 8,03 ± 0,57, enquanto que foi de 2,41 ± 0,37 para a placa de grau 1, 1,41 ± 0,40 para a placa de grau 2 e 0,62 ± 0,21 para a placa de grau 3, como mostra a Tabela 7.1. Estes valores do rácio de intensidade espetral mostraram alterações estatisticamente significativas entre os diferentes graus de placa durante o teste t não pareado (/r 0,01), como se mostra na Tabela 7.2.

Tabela.7.1 Rácio espetral médio da fluorescência induzida por laser (F510/F630) da superfície do dente sem placa (grau 0) e graus mais elevados de placa na superfície do dente.

Graus de placa (Índice de placa)	F510/F630	Variação percentual em relação ao grau 0	Variação percentual em relação ao grau inferior adjacente
Grau 0	8.0±0.5	-	-
Grau 1	2.4±0.3	70.0	70.0
Grau 2	1.4±0.4	82.5	41.6
Grau 3	0.6±0.2	92.5	57.1

Quadro 7.2 Resultados do teste t não emparelhado

**:*p<0.01*

	Grade-0 plaque	Grade-1 plaque	Grade-2 plaque	Grade-3 plaque
F510/F630	8.0±0.5	2.4±0.3	1.4±0.4	0.6±0.2
t-value	58.08	13.52	13.05	
p-value	<0.0005**	<0.0005**	<0.0005**	

7.3.3 Exatidão do diagnóstico do LIAF

Foi desenhado um gráfico de dispersão do rácio de intensidade de fluorescência ($F510/F630$) para discriminar diferentes graus de placa (Figura 7.3) em 200 doentes e os dados cegos de 100 doentes foram utilizados para validação clínica. Foram traçadas linhas de discriminação no diagrama de dispersão entre o grau 0 e o grau 1, o grau 1 e o grau 2 e o grau 2 e o grau 3, utilizando os valores de corte no diagrama de dispersão, que é a média aritmética ponderada dos dois grupos adjacentes. Os resultados globais mostram que os rácios de intensidade da superfície dentária sem placa (grau 0) foram mais elevados do que os dos graus 1-3 de placa.

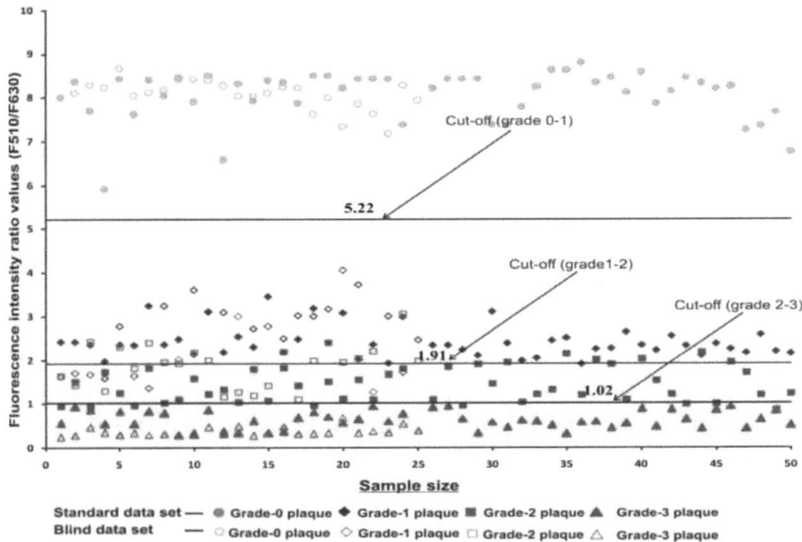

Figura 7.3 Gráfico de dispersão de FI baseado na intensidade espetral de autofluorescência do rácio (*F510/F630*) para placas com grau 0-3.

A exatidão do diagnóstico da utilização do rácio de intensidade de fluorescência (*F510/F630*) para discriminar diferentes graus de placa foi avaliada através do cálculo da sensibilidade, especificidade, VPP e VPN a partir da discrepância, caso exista, do grupo/categoria atribuído no gráfico de dispersão. Os valores de verdadeiro positivo, falso positivo, verdadeiro negativo e falso negativo para a discriminação de diferentes graus dos grupos adjacentes são apresentados na Tabela 7.3. Com um valor de corte de 5,22, que é a média aritmética ponderada dos valores de *F510/F630* para o grau 0 e o grau 1 no grupo de teste, foi possível a discriminação entre estes grupos com uma sensibilidade e especificidade globais de 100% e VPP e VPN de 100% (Tabela 7.4). No conjunto cego também não se registaram erros de classificação, o que levou a um valor de 100% para a sensibilidade, especificidade, VPP e VAL. Com um valor de corte de 1,91, uma placa de grau 1 podia ser discriminada do grau 2 com uma sensibilidade global de 74% e especificidade de 65%, com VPP e VPN de 69% e 71%, respetivamente. Em comparação, com um valor de corte de 1,02, a placa de grau 2 podia ser discriminada da placa de grau 3 com uma sensibilidade global de 90% e uma especificidade de 100%, com VPP e VPN de 100% e 92%, respetivamente. A Tabela 7.4 apresenta as exactidões de diagnóstico independentes e globais obtidas.

Quadro 7.3 Casos de verdadeiros positivos, verdadeiros negativos, falsos positivos e falsos negativos registados a partir do rácio espetral

		True positive	False positive	True negative	False negative
	Grade-0 plaque vs Grade-1 plaque				
	Training set	50	0	50	0
Raw spectral data *F510/F630*	Blind set	25	0	25	0
	Grade-1 plaque vs Grade-2 plaque				
	Training set	40	11	39	10
	Blind set	17	12	13	8
	Grade-2 plaque vs Grade-3 plaque				
	Training set	40	0	50	10
	Blind set	25	0	25	0

Tabela 7.4 Precisões de diagnóstico independentes e globais obtidas para discriminar diferentes graus de placa utilizando o rácio FRRS derivado do rácio de intensidade espetral

Rácio espetral bruto *F510/F630*	Grau-0 vs Grau-1 (%)				Grau-1 vs Grau-2 (%)				Grau 2 vs Grau 3 (%)			
	Se	Sp	PPV	VAL	Se	Sp	PPV	VAL	Se	Sp	PPV	VAL
Conjunto standard	100	100	100	100	80	78	78	80	80	100	100	83
Conjunto cego	100	100	100	100	68	52	59	62	100	100	100	100
Geral/Total	100	100	100	100	74	65	69	71	90	100	100	92

Sensibilidade (Se), verdadeiro positivo/(verdadeiro positivo+ falso negativo); Especificidade (Sp), verdadeiro negativo/(verdadeiro negativo+ falso positivo); Valor preditivo positivo (PPV), verdadeiro positivo/(verdadeiro positivo+ falso positivo); Valor preditivo negativo (NPV), verdadeiro negativo/(verdadeiro negativo+ falso negativo);

7.3.4 Área sob a curva ROC

O desempenho do algoritmo de diagnóstico para discriminar diferentes graus de placa foi avaliado utilizando curvas ROC construídas utilizando os valores de sensibilidade e especificidade da deteção. A área sob as curvas ROC na Figura 7.4 a-c mostra a capacidade discriminatória do rácio *F510/F630* para diferenciar a placa dentária com grau 1 e 2 [AUC = 0,89 (95% CI: 0,84-0,94)], grau 2 e 3 [AUC = 0,91 (95% CI: 0,86 -0,95)] e grau 0 e 1 [AUC = 1,00 (95% CI: 1,00-1,00)], respetivamente. Os valores de AUC próximos de 1 representam um melhor desempenho de diagnóstico (Metz, 1978).

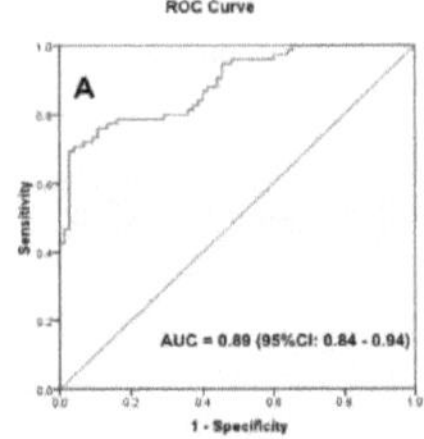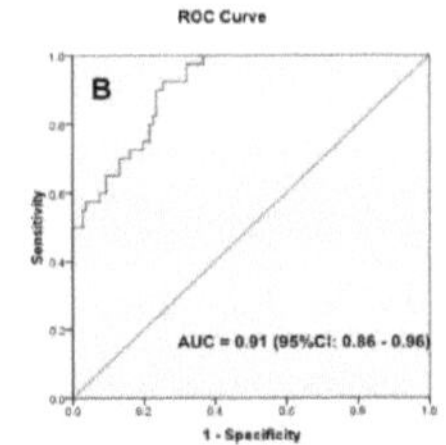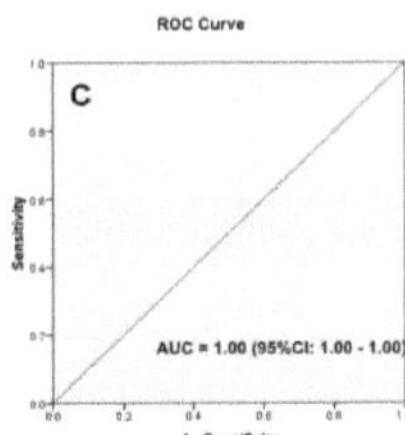

Figura 7.4 A área sob as curvas ROC mostra a capacidade discriminatória do rácio (*F510/F630*) para diferenciar a placa dentária com; a) grau 1 e 2; b) grau 2 e 3 e c) grau 0 e 1.

7.4 Discussão

7.4.1 Caraterísticas espectrais de diferentes graus de placa

O presente estudo descreve os resultados da primeira aplicação clínica da LIAF de 404 nm para a discriminação de diferentes graus de placa bacteriana em dentes intactos. A observação mais relevante, de um ponto de vista clínico, é o potencial do LIAF para detetar placa bacteriana que normalmente não é visível a olho nu. Poder-se-ia postular que a diferença acentuada observada na assinatura espetral da superfície do dente sem placa e das superfícies com quantidades mínimas de placa se deve a diferenças na emissão de fluoróforos do esmalte e da placa bacteriana. Considera-se que os fluoróforos endógenos no esmalte são responsáveis por uma única emissão larga em torno dos 500 nm com uma longa cauda que se estende para a região de comprimento de onda vermelha, como se observa no caso da placa de grau 0, que é geralmente atribuída à matéria orgânica incorporada na matriz semi-cristalina inorgânica de apatite de cálcio do esmalte (Sundstrom *et al*, 1985).

O aparecimento de um pequeno pico a 635 nm juntamente com um pico proeminente a 510 nm na placa de grau 1 está a ser relatado pela primeira vez. Já houve relatos anteriores de placas imaturas, especialmente de *espécies estreptocócicas* (colonizadores iniciais) que emitem espectros predominantemente verdes (Coulthwaite *et al.*, 2006; Lee *et al.*, 2014). Os espectros de emissão observados no nosso estudo no caso da placa de grau 1 correspondem bem a este achado. Foi referido que os máximos de emissão na placa de grau 1 a cerca de 510 nm correspondem às coenzimas FAD e flavinas, que têm várias reacções importantes no metabolismo das bactérias (Kortum, 1996). Espécies de bactérias como a *Veillonella,* que se encontra frequentemente na placa supragengival, são conhecidas por emitirem fluorescência vermelha, o que poderia ser a fonte provável para o pequeno pico caraterístico em torno de 635nm na placa de grau 1 (Kolenbrander, 2006)

Em contrapartida, verificou-se que o pico de 510 nm, que é proeminente nas fases iniciais da formação da placa, está a diminuir de intensidade, enquanto um novo pico ganha intensidade a 635 nm à medida que a espessura da placa aumenta para o grau 3. O valor do rácio *F510/F630* calculado de 2,4±0,3 da placa de grau 1 mostra uma diminuição de 70% em comparação com o da placa de grau 0 (8,0±0,5), que é clinicamente invisível. A diminuição percentual do rácio *F510/F630* da placa de grau 0 em relação às placas de grau 2 e 3 é de 82,5% e 92,5%, respetivamente, como se mostra na Tabela 1. Uma vez que as alterações observadas nos valores do rácio de intensidade de fluorescência durante as fases iniciais da formação da placa são bastante apreciáveis em comparação com as deslocações do pico observadas a 510 nm, a técnica poderia ser alargada à deteção de placas clinicamente invisíveis (grau 0). Um aumento da intensidade da fluorescência com o aumento da quantidade de placa também foi registado anteriormente durante estudos in vitro (Pretty *et al.*, 2005; Van der Veen *et al.*, 2006; Lennon *et al.*, 2006), em que se sabe que a fluorescência laranja a vermelha está associada a bactérias anaeróbias obrigatórias na placa mais antiga, que foi utilizada para monitorizar o grau de maturação de biofilmes de microcosmos dentários (Kim *et al.*, 2014).

Pensa-se que as porfirinas e metaloporfirinas endógenas, em particular a PpIX, a mesoporfirina e a coproporfirina sintetizadas pelas bactérias em quantidades variáveis, são a razão para a emissão a cerca de 635 nm (Konig, 1994). O desvio para o vermelho proeminente observado neste estudo no caso da placa de grau 2 e grau 3 está de acordo com os relatórios anteriores. Os picos adicionais observados no caso da placa de grau 2 e grau 3 em torno de 685 e 705 nm podem ser atribuídos à presença de porfirinas. Kortum *et al.* (1996) mostraram que, após excitação com 405-407 nm, se observavam máximos de emissão a 590, 610, 620, 635, 675, 690 e 705 nm, que correspondem a porfirinas (Kortum *et al.*, 1996).

7.4.2 Exatidão do diagnóstico do LIAF

Outra caraterística saliente do nosso estudo é o facto de o fator etiológico primário da doença periodontal ser identificado e quantificado, ao contrário de outros estudos em que a emissão do cálculo subgengival é estudada porque a placa bacteriana é uma forma anterior do cálculo subgengival. Existem estudos anteriores que relatam um aumento significativo nos valores de intensidade de fluorescência quando o cálculo subgengival em dentes extraídos foi irradiado com comprimentos de onda entre 360-655 nm (Folwaczny *et al.*, 2002; Kunihara *et al*, 2004; Buchalla *et al.*, 2004; Krause *et al*, 2005; Qin *et al*, 2007). O FRRS foi utilizado anteriormente para desenvolver algoritmos de deteção e discriminação de cáries dentárias e cancro oral (Mallia *et al*, 2008; Mallia *et al*, 2010; Jayanthi *et al.*, 2009; Subhash *et al*, 2005; Thomas *et al*, 2010; Thomas *et al.*, 2011). O algoritmo recentemente desenvolvido com base no rácio *F510/F630* discrimina a placa bacteriana com boa precisão de diagnóstico entre diferentes graus, mas o aspeto mais significativo do estudo foi a capacidade deste algoritmo de rácio para distinguir entre a fase inicial da placa bacteriana (grau 1) e o dente sem placa bacteriana (grau 0) com 100% de sensibilidade e especificidade. A Figura 7.5 mostra os rácios espectrais médios de fluorescência induzida por laser da superfície do dente sem placa (grau 0) e dos graus mais elevados de placa na superfície do dente.

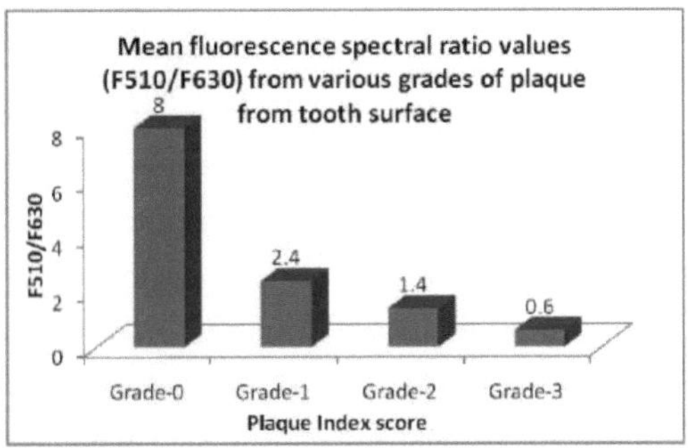

Figura 7.5 Rácios espectrais médios de fluorescência induzida por laser da superfície dentária sem placa (grau 0) e de graus mais elevados de placa na superfície dentária

7.4.3. Aplicação de FRRS para monitorizar o controlo da placa bacteriana após aPDT

Para testar a utilidade do LIAF no controlo da placa bacteriana, 15 doentes com periodontite crónica que estavam em terapia de manutenção após o tratamento com aPDT (Capítulo 4) foram avaliados aos 6th meses de tratamento utilizando os valores de corte do gráfico de dispersão. A Tabela 7.5 apresenta os valores de corte do rácio (*F510/F635*) de FRRS derivados dos espectros de fluorescência, juntamente com os respectivos valores do índice de placa.

Tabela 7. 5 Um novo grau de autofluorescência induzida por laser baseado em valores de rácio de intensidade de fluorescência de corte de gráfico de dispersão para discriminar a placa supragengival.

Limite do gráfico de dispersão	Índice de placas
Acima de 5.2	Grau 0
5,1 a 1,9	Grau 1

1,8 a 1,02   Grau -2

inferior a 1,01   Grau -3

7.4.4 Natureza da fluorescência do biofilme de placa

Embora a maioria dos estudos se concentre na contribuição das porfirinas bacterianas para a produção de fluorescência vermelha, outros fluoróforos endógenos também estão presentes na placa bacteriana. A fluorescência obtida a partir de suspensões de células microbianas pode diferir do biofilme real observado na superfície do dente, porque quando as células microbianas estão firmemente compactadas, muitos fluoróforos celulares adicionais tornam-se evidentes. Isto deve-se ao facto de a fluorescência ser o resultado da interação entre muitos fluoróforos intrínsecos e depender do seu ambiente físico dentro de uma célula. A variação das propriedades de fluorescência da placa entre indivíduos e dentro da dentição é possível devido à interação dos fluoróforos celulares e das proteínas. Quando se utiliza luz de excitação de maior duração e intensidade, existe a probabilidade de perda do sinal de fluorescência em alguns casos devido à destruição do fluoróforo excitado por um processo conhecido como fotobranqueamento. No entanto, no presente estudo, a dose de luz laser incidente na placa durante cada período de medição foi de apenas 0,2 J/cm^2 , o que foi muito baixo para induzir a fotobranqueamento. Além disso, sabe-se que as medições raciométricas utilizadas neste estudo também eliminam as distorções dos dados, caso existam, causadas pela fotobranqueamento (Hanson *et al,* 2002).

7.4.5 Implicações clínicas da identificação de placas de grau 1 em doentes

Este é o primeiro estudo clínico com tamanho de amostra suficiente que relata a deteção de placa dentária in vivo, que é o fator etiológico primário das doenças periodontais (Kornman, 1986). A presença de placa supragengival é conhecida por ser crítica na formação de cálculos, na progressão da doença periodontal (Corbet 1993) e tem um efeito marcante na microbiota subgengival (Dahlen *et al.,* 1992; Hellstrom *et al.,* 1996). Por conseguinte, a prevenção da acumulação de placa bacteriana controla a inflamação gengival e evita a perda de aderência periodontal durante um longo período de tempo (Axelsson *et al,* 2004). Os clínicos podem facilmente identificar quantidades visíveis de placa bacteriana correspondentes aos graus 2 e 3 do índice de placa bacteriana. Mas o maior desafio para os médicos e para os doentes durante os cuidados domiciliários é identificar facilmente quantidades mínimas de placa bacteriana que correspondem ao grau 1 do índice de placa bacteriana. Isto deve-se, em grande parte, ao facto de o dente e a placa dentária serem muitas vezes parecidos, especialmente quando a placa está

142

presente em quantidades escassas. Além disso, a formação de placa interproximal é menos evidente visualmente. Assim, esta técnica tem um grande potencial para ser utilizada na monitorização e rastreio dos níveis de placa supragengival dos pacientes numa base regular para manutenção da higiene oral e investigação sobre o controlo da placa bacteriana utilizando aPDT. É de salientar que o controlo da placa bacteriana é útil no controlo da cárie dentária, do mau hálito e melhora os sintomas dolorosos do líquen plano oral (Salgado *et al.*, 2013). Por conseguinte, acreditamos que este estudo demonstra a utilidade do LIAF com excitação de 404 nm para a identificação da placa bacteriana que, de outra forma, poderia não ser diagnosticada.

Este estudo fornece uma justificação para a utilização da LIAF na deteção de placa clinicamente invisível. Os méritos deste estudo incluem um tamanho de amostra suficientemente grande, critérios de seleção rigorosos e a utilização de um comprimento de onda laser não ionizante de 404 nm para a excitação da fluorescência. Por conseguinte, a LIAF representa uma tecnologia atractiva para a identificação da placa, uma vez que os espectros podem ser captados imediatamente e, uma vez instalado o equipamento, não é necessário adquirir consumíveis, tais como corantes de revelação. Ao contrário dos índices de placa convencionais, os dados aqui obtidos são fiáveis e reprodutíveis, podendo ser armazenados para documentação clínica, enquanto as imagens das alterações espectrais em áreas de placa podem ser utilizadas para educação dos doentes. Ao interpretar os resultados deste estudo, também deve ser entendido que as variações nas composições microbiológicas da placa também podem causar variações nos valores de intensidade espetral obtidos de pessoas diferentes (Bjurshammar *et al.*, 2012).A maioria dos índices clínicos de placa mede uma variável numa escala ordinal, enquanto uma escala de intervalo é mais poderosa, fornecendo resultados mais precisos e reduzindo a subjetividade. Propomos que a técnica aqui descrita, baseada no rácio de intensidade de fluorescência do gráfico de dispersão, possa ser utilizada para discriminar a placa, uma vez que capta a fluorescência dos depósitos de placa e quantifica-a num valor numérico, como se pode ver na Tabela 7.5. Além disso, a técnica LIAF pode ser utilizada para a deteção objetiva e precisa da placa em ambientes clínicos e comunitários. Quando este dispositivo estiver disponível comercialmente, para além da sua utilização no rastreio de doentes em ambientes comunitários, os doentes poderão monitorizar diretamente o seu estado de higiene oral com a ajuda de um visor digital que corresponde a diferentes graus de placa bacteriana.

7.5 Conclusão

Na terapia periodontal, um grande desafio para os clínicos é identificar eficazmente os depósitos de placa bacteriana e apresentá-los de forma convincente aos pacientes, para que a doença possa ser tratada eficazmente e a sua recorrência controlada. Devido às desvantagens dos métodos existentes, a placa bacteriana, especialmente em quantidades mínimas e durante as fases iniciais de formação, pode ser facilmente ignorada. Dentro das limitações do presente estudo in vivo, os resultados revelam que é possível detetar diferentes graus de placa bacteriana na superfície dentária, incluindo o tipo clinicamente invisível pertencente ao grau 1, a partir do rácio de intensidade espetral LIAF de 404 nm *F510/F630*. Além disso, os resultados do estudo apresentados confirmam o potencial da FRRS para quantificar quantidades mínimas de placa bacteriana em tempo real, facilitando assim a deteção da placa bacteriana para o médico e um melhor controlo da placa bacteriana para o doente.

Referências

• Alsaadi G, Quirynen M, Michiles K, Teughels W, Komârek A, Van Steenberghe D, Impacto de factores locais e sistémicos na incidência de falhas até à ligação do pilar com implantes orais de superfície modificada, *Journal of Clinical Periodontology,* 35(1),2008,51-57.

• Axelsson P, Nystrom B, Lindhe J, The long-term effect of a plaque control program on tooth mortality, caries and periodontal disease in adults, *Journal of Clinical Periodontology,*31(9),2004,749-757.

• Bjurshammar N, Johannsen A, Buhlin K, Tranæus S, Ostman C, Sobre a emissão de fluorescência vermelha de Aggregatibacter actinomycetemcomitans, *Open Journal of Stomatology,* 2(4),2012,299.

• Buchalla W, Lennon AM, Attin T, Fluorescence spectroscopy of dental calculus, *Journal of Periodontal Research,* 39(5),2004, 327-332.

• Corbet EF, Davies WIR, The role of supragingival plaque in the control of progressive periodontal disease, *Journal of Clinical Periodontology,* 20(5),1993,307-313.

• Coulthwaite L, Pretty IA, Smith PW, Higham SM, Verran J, A origem microbiológica da fluorescência observada na placa bacteriana em dentaduras durante a análise QLF, *Caries Research,* 40, 2006,112-116.

• Folwaczny M, Heym R, Mehl A, Hickel R, Deteção de cálculo subgengival com fluorescência induzida por radiação laser de díodo InGaAsP de 655 nm, *Journal of*

Periodontology, 73, 2002, 597-601.

• Gillings BRD, Recent developments in dental plaque disclosants (Desenvolvimentos recentes em reveladores de placa dentária). *Australian Dental Journal*, 22(4),1977,260-266.

• Hanson GT, McAnaney TB, Park ES, Rendell ME, Yarbrough DK, Chu S, Remington SJ, Green fluorescent protein variants as ratiometric dual emission pH sensors, *Biochemistry,* 41(52), 2002,15477-15488.

• Hellstrom MK, Ramberg P, Krok L, Lindhe J, The effect of supragingival plaque control on the subgibgival microflora in human periodontitis, *Journal of Clinical Periodontology,* 23(10),1996,934-940.

• Jayanthi JL, Mallia RJ, Thomas SS, Baiju KV, Mathews A, Kumar R, Subhash N, Discriminant analysis of autofluorescence spectra for classification of oral lesions in vivo, *Lasers in Surgery and Medicine*, 41,2009,345-352.

• Jones S, Carley S, Harrison M, An introduction to power and sample size estimation, *Emergency Medicine Journal*, 20(5),2003,453.

• Kang JY, Li X, Qingxian L, Liu J Z, Min LQ, Dental plaque quantification using cellular neural network-based image segmentation, *Lecture Notes in Control and Information Sciences,* 345, 2006,797-780.

• Kolenbrander P, O género Veillonella, *Prokaryotes,* 2006,1022-1040.

• König K, Schneckenburger H, Laser-induced autofluorescence for medical diagnosis, *Journal of Fluorescence*, 4,1994,17-40.

• Krause F, Braun A, Jepsen S, Frentzen M, Deteção de cálculo subgengival com uma nova sonda ótica baseada em LED, *Journal of Periodontology,* 76(7),2005,1202-1206.

• Kurihara E, Koseki T, Gohara K, Nishihara T, Ansai T, Takehara T, Deteção de cálculo subgengival e cáries de dentina por fluorescência laser, *Journal of Periodontal Research*, 39(1),2004,59-65.

• Lang NP, Ostergaard E, Loe H, A fluorescent plaque disclosing agent, *Journal of Periodontal Research,7,1972,59-67.*

• Lennon AM, Buchalla W, Brune L, Zimmermann O, Gross U, Attin T, The ability of selected oral microorganisms to emit red fluorescence, *Caries Research*, 40,2006,2-5.

• Loe H, The gingival index, the plaque index and the retention index systems, *Journal of Periodontology*, 38,1967,610.

• Mallia RJ, Thomas SS, Mathews A, Kumar RR, Sebastian P, Madhavan J, Subhash N, Laser-induced autofluorescence spectral ratio reference standard for early discrimination of oral cancer, *Cancer,112,2008,1503-1512.*

• Mallia RJ, Subhash N, Mathews A, Kumar R, Thomas SS, Sebastian P, Madhavan J, Clinical grading of oral mucosa by curve-fitting of corrected autofluorescence using diffuse reflectance spectra, *He ad Neck*, 32(6),2010,763-779.

• Newman MG, Takei H, Klokkevold PR, Carranza FA, Carranza's clinical Periodontology Elsevier Health Sciences, 2011.

• Pretty IA, Edgar WM, Smith PW, Higham SM, Quantificação da placa dentária no ambiente de investigação, *Journal of Dentistry*, 33,2005,193-207.

• Qin YL, Luan X L, Bi LJ, Lü Z, Sheng YQ, Somesfalean G, Zhang ZG, Real-time detection of dental calculus by blue-LED-induced fluorescence spectroscopy, *Journal of Photochemistry andPhotobiology*,87(2),2007,88-94.

• Rechmann P, Liou SW, Rechmann BM, Featherstone JD SOPROCARE - Ferramenta de deteção do comprimento de onda de 450 nm para a placa microbiana e a inflamação gengival: um estudo clínico, *Proceedings of SPIE-The International Society for Optical Engineering*, 2014, 892906-892906.

• Richards-Kortum R, Sevick-Muraca E, Quantitative optical spectroscopy for tissue diagnosis, *Annual Review of Physical Chemistry*, 47(1),1996,555-606.

• Salgado DS, Jeremias F, Capela MV, Onofre MA, Massucato EMS, Orrico SR, Plaque control improves the painful symptoms of oral lichen planus gingival lesions, A short-term study, *Journal of Oral Pathology and Medicine*, 42(10),2013,728-732.

• Silness J, Loe H, Doença periodontal na gravidez. II. Correlação entre Higiene Oral e Condição Periodontal, *Ata Odontologica Scandinavica*, 22,1964,121-135.

• Subhash N, Thomas S S, Mallia RJ, Jose M, Tooth caries detection by curve fitting of laser-induced fluorescence emission: A comparative evaluation with reflectance spectroscopy, *Lasers in Surgery and Medicine*, 37(4), 2005,320328.

• Sundstrom F, Fredriksson K, Montan S, Hafstrom-Bjork-Man U, Strom J, Fluorescência induzida por laser de substância dentária sã e cariada: estudos espectroscópicos, *Swedish Dental Journal*,1985,71-80.

• Thomas SS, Jayanthi JL, Subhash N, Thomas J, Mallia RJ, Aparna GN ,

Characterization of dental caries by LIF spectroscopy with 404-nm excitation, *Lasers in Medical Science,* 26(3), 2011,299-305.

• Thomas SS, Mohanty S, Jayanthi J L, Varughese JM, Balan A, Subhash N, Clinical trial for detection of dental caries using laser-induced fluorescence ratio reference standard, *Journal of Biomedical Optics,*15(2), 2010, 027001027001.

• Van der Veen MH, Thomas RZ, Huysmans MCDNJM, De Soet JJ, Red autofluorescence of dental plaque bacteria, *Caries Research,* 40,2006,542-545.

• Yeganeh S, Lynch E, Jovanovski V, Zou L, Quantification of root surface plaque using a new 3-D laser scanning method, *Journal of Clinical Periodontology*, 26,1999,692-697.

Capítulo 8

Conclusões e perspectivas futuras

Este capítulo final resume todo o estudo, destaca as caraterísticas mais importantes da terapia fotodinâmica antimicrobiana (aPDT) em doentes com periodontite crónica e compara a investigação relacionada com a aPDT entre outros grupos de investigação internacionais. O trabalho realizado sobre a placa bacteriana utilizando o LIAF também é resumido com perspectivas futuras e direcções para um maior desenvolvimento.

A periodontite crónica é uma das principais causas de perda de dentes em adultos no nosso país e a destartarização e o alisamento radicular (SRP) são considerados como o tratamento padrão de ouro para a periodontite crónica. Embora muitos estudos demonstrem uma melhoria significativa após o desbridamento sob a forma de raspagem e aplainamento radicular (SRP), os adjuvantes, especialmente os antibióticos, são amplamente utilizados para melhorar os resultados do desbridamento mecânico. As limitações e a resistência aos medicamentos associadas à utilização de medicamentos locais e sistémicos levaram à popularidade da aPDT no tratamento da periodontite crónica. No entanto, atualmente, existem dados inadequados para a recomendação da aPDT como protocolo de tratamento (Capítulo 1).

Após a irradiação com luz, podem ocorrer vários processos quando os fotões atravessam o tecido. As propriedades de absorção e fluorescência podem ser utilizadas para aPDT e deteção da placa bacteriana, respetivamente, na gestão de doentes com periodontite crónica. As vantagens da aPDT incluem a elevada afinidade do PS para as células microbianas e a natureza específica do local de tratamento. O efeito antibacteriano é demonstrado pela redução da contagem bacteriana e dos factores de virulência, uma vez que estes são normalmente proteínas, enzimas ou resíduos de aminoácidos. Além disso, a aPDT não pode induzir facilmente o desenvolvimento de resistência microbiana. Por conseguinte, o aPDT pode ser um adjuvante adequado no tratamento da periodontite crónica. A placa bacteriana, sendo o principal fator etiológico na causa desta doença, está agora a ser cada vez mais estudada pela sua autofluorescência e caraterização utilizando lasers. Os flurofóros no componente bacteriano da placa, especialmente a PpIX, mostram variações nas assinaturas espectrais em comparação com a superfície dentária sem placa (Capítulo 2). Para avaliar a aPDT como adjuvante da SRP no tratamento da periodontite crónica em doentes, foi realizado pela primeira vez um ensaio clínico controlado e aleatório na população indiana. Embora alguns sistemas aPDT estejam comercialmente disponíveis no mercado internacional para utilização no tratamento da periodontite, os produtos nacionais são escassos. No presente estudo, o aPDT mediado por azul de metileno foi realizado em doentes com periodontite crónica utilizando um laser de díodo de 655 nm desenvolvido no nosso laboratório. A sonda de fibra ótica feita à medida, com um diâmetro exterior de 0,5 mm e uma pega em SS, era muito conveniente para utilização nos doentes.

Nesta tese, juntamente com a nova modalidade de tratamento da aPDT, é também apresentado um novo método de diagnóstico para a deteção de placas clinicamente invisíveis. Devido às desvantagens dos índices e das soluções reveladoras na prática de rotina para a identificação da placa bacteriana, foi também desenvolvida uma nova técnica utilizando o sistema de espetroscopia de autofluorescência induzida por laser (LIAFS) como parte deste trabalho. O sistema LIAFS utiliza um laser de díodo que emite a 404 nm para excitar a fluorescência da placa dentária, que foi registada num espetrómetro de fibra ótica em miniatura e analisada posteriormente (Capítulo 3).

A aPDT foi realizada em periodontite crónica localizada com as devidas considerações éticas. Os pacientes que consentiram em participar neste ensaio clínico controlado e aleatório de centro único foram aleatoriamente designados para receber SRP com aPDT (grupo de teste) ou SRP apenas (grupo de controlo). Os parâmetros clínicos, baseados no paciente e microbiológicos foram avaliados em vários intervalos de tempo. Pela primeira vez, foi aplicada uma ANCOVA não paramétrica de ordem de classificação para analisar os parâmetros clínicos na periodontite crónica após aPDT. Após o tratamento, foi observada uma redução estatisticamente significativa no grupo de teste para a profundidade da bolsa de sondagem e para os níveis de inserção clínica aos 3 meses e aos 6 meses, bem como no índice gengival e no índice de sangramento gengival aos 3 meses. O índice de placa também mostrou uma redução significativa às 2 semanas no grupo de teste. Foram observadas alterações altamente significativas no índice gengival e no índice de sangramento gengival, após 2 semanas e 1 mês de aPDT (Capítulo 4).

É cada vez mais importante compreender as percepções do doente sobre a doença e o tratamento, porque estas são mais relevantes para a vida quotidiana do doente do que as alterações objectivas nos parâmetros clínicos. Neste estudo, as alterações nas queixas principais e as alterações associadas registadas até 6 meses mostraram que a perceção do sangramento da gengiva e da dor na gengiva durante a mastigação apresentou uma redução estatisticamente significativa no grupo de teste às 2 semanas e 1 mês. Verificou-se uma melhoria a curto prazo no grupo de teste na sua perceção da halitose um mês após o tratamento no grupo de teste.

Curiosamente, foi encontrada uma correlação estatisticamente significativa entre a perceção dos doentes de hemorragia nas gengivas e a presença de hemorragia à sondagem clínica. Da mesma forma, foi observada uma correlação estatisticamente significativa em ambos os grupos na linha de base em termos de índice gengival detectado clinicamente e sensação de comichão nas gengivas, tal como percepcionada pelos pacientes. Isto aponta para o facto de que os auto-relatos dos pacientes sobre a doença podem ser um indicador útil da doença periodontal. Não foram relatados efeitos adversos pelos pacientes durante a reavaliação de 6 meses, relacionados com a aPDT; embora tenha sido relatado desconforto em alguns casos no grupo de teste, estes foram resultado do desbridamento mecânico. Em termos de aceitação pelos doentes, verificou-se que a aPDT foi igualmente preferida pelos doentes em comparação com a SRP. Pode concluir-se que os benefícios a curto prazo da terapia aPDT de sessão única, tal como percepcionados pelos pacientes, se devem a uma redução da hemorragia da gengiva, da halitose e da dor na gengiva durante a mastigação (Capítulo 5).

Sendo a periodontite de natureza polimicrobiana, o estudo também considerou as alterações nas contagens de unidades formadoras de colónias (UFC) dos quatro principais agentes patogénicos periodontais antes e depois do tratamento. Uma caraterística marcante foi a proeminência de *Peptosteptococcus spp.* em doentes com periodontite crónica no grupo de estudo na linha de base. Após ambas as terapias, verificou-se uma redução estatisticamente significativa na presença de *Peptosteptococcus spp.* no grupo de teste ao fim de um mês, em comparação com o grupo de controlo. As comparações intragrupo mostraram uma redução significativa na presença de *Peptosteptococcus spp.* no grupo de teste, 2 semanas e 1 mês após o tratamento, em comparação com a linha de base. Além disso, durante este estudo, foi possível observar uma alteração do padrão da microbiota após a aPDT. 2 semanas e 1 mês após o tratamento, a percentagem de culturas anaeróbias negativas foi significativamente reduzida no grupo de teste. No caso do *F. nucleatum* e do *Bacteroides spp.,* registou-se uma maior redução nas contagens de UFC nas amostras do grupo de teste, embora não estatisticamente significativa (Capítulo 6). Os resultados obtidos para aPDT no presente estudo foram comparados com os de outros grupos de investigação internacionais e são apresentados na Tabela 8.1.

Tabela 8.1 Comparação dos resultados do presente estudo aPDT com ensaios aPDT controlados e aleatórios anteriores no tratamento da periodontite crónica.

Author	Sample size (men/female)	Power & Blinding	Treatment arms; (ITT)	Significant findings
Present study (chapters 4-6) India	90 (39/51)	80% (PD); Double-blinded	1. SRP 2. SRP+aPDT *ITT done*	SRP+aPDT group showed statistically significant improvement in the following parameters - PPD at 3& 6 months, GI and GBI at 2 weeks & 1 month (Chapter 4), perception of patients' to bleeding gums and pain within gums while chewing after 2 weeks and 1 month ($p<0.05$) while reduction in halitosis was seen after one month of aPDT ($p<0.05$). Patient acceptance was similar for both treatments. Reduction in GBI (Chapter 4) correlated with patients' perception of reduction in bleeding gums after 2 weeks and 1 month (Chapter 5). Reduction in CFU counts of *Peptostreptococcus spp.* at 1 month after treatment (Chapter 6). FRRS derived from LIAF used to monitor plaque control in patients during maintenance phase (Chapter 7)
Kolbe *et al.*, 2014 Brazil	22 (10/12)	83% (CAL); Double-blinded	4. SRP 5. aPDT 6. PS *ITT done*	Similar improvements in clinical parameters although PDT protocol presented inferior frequency of *P. gingivalis* at 3 months. PDT, offers advantages in the modulation of cytokines when treating residual pockets
Luchesi *et al.*, 2013 Brazil	37	86% (CAL); Double-blinded	1. SRP+aPDT 2. SRP+only PS *ITT done*	Did not promote clinical benefits for class II furcations; although there some advantages in local levels of cytokines and periodontopathogens reduction were noticed.
Dilsiz *et al.*, 2013 Turkey	24 (10/14)	Not given; Double-blinded	1. SRP 2. SRP+aPDT 3. SRP+KTP *ITT done*	Decreased PPD and CAL gain compared to baseline values showed that clinical outcomes in deeper pockets can be improved by using adjunctive KTP laser.
Alwaeli *et al.*, 2013 Malaysia	21 (7/14)	Not given; Double-blinded	1. SRP 2. SRP+aPDT *ITT not done*	Significant improvement in all clinical parameters for 1 year showed aPDT as an adjunctive therapy to SRP for persistent periodontitis.
Campanile *et al.*, 2013 Switzerland	27 (14/13) smokers included	80% (PD); Single-blinded	1. aPDT (Twice) 2. aPDT (once) 3. Sham; *ITT not done*	Significant PPD and BOP reduction seen after 3 month when aPDT was given twice a week. C-reactive protein was also significantly lower when laser was activated twice.
Bassir *et al.*, 2013 USA	16 (8/8)	80% (PD); Double-blinded	1. LED 2. PS 3. aPDT; 4. SRP.	Adjunct treatment repeated at 1 and 2 weeks. Application of PDT using LED did not have additional effects on clinical parameters for moderate to severe chronic periodontitis.
Campos *et al.*, 2013 Brazil	15 (8/7)	80% (PD); Double-blinded	1. SRP 2. SRP+aPDT	PDT showed as an alternative therapeutic strategy in supportive periodontal maintenance due to improvement in residual pockets.
Balata *et al.*, 2013 Brazil	22 (8/14)	80% (CAL); Not given	1. SRP 2. SRP+aPDT *ITT done*	Both approaches resulted in significant clinical improvement in the treatment of severe chronic periodontitis. aPDT did not provide any additional benefit.
Barekdar *et al.*, 2012 Germany	22 (12/10)	Not given; Single-blinded	1. SRP 2. SRP+aPDT *ITT done*	The greater reduction of the PPD was achieved by a combination of SRP and aPDT, therefore aPDT is suitable as an adjuvant therapy.
Cappuyns *et al.*, 2012 Switzerland	32 (23/9) smokers included	80% (PD); Single-blinded	4. SRP 5. Diode laser 6. aPDT *ITT not done*	Statistically significant PPD and BOP reduction was seen at 6 months. Frequencies of microorganisms were significantly lower in aPDT- and SRP-treated than in diode soft laser-treated quadrants after 14 days.
Lui *et al.*, 2011 Hong kong	24 (10/14)	Not given; Single-blinded	1. SRP 2. SRP+ LLT & aPDT; *ITT done*	The test group achieved greater reductions in the percentage of sites with BOP & PPD at 1 month and also greater reduction of IL-1b levels in GCF at 1 week.
Theodoro *et al.*, 2011 Brazil	33 (12/21)	81% (CAL); Single-blinded	1. SRP 2. SRP+TBO 3. SRP+aPDT *ITT done*	Clinical parameters showed improvement in all groups. Microbiologically, significant reduction was seen in test group at 6 months.
Sigusch *et al.*, 2010 Germany	24 (7/17)	Not given; Not given	1. SRP+PS 2. SRP+aPDT	Significant reductions in reddening, BOP, mean PPD and CAL, reduced periodontal inflammation and reduction in *F. Nucleatum* in test group.
Ruhling *et al.*, 2010	60	80% (PD); Single	1. SRP 2. aPDT	aPDT is not superior to conventional mechanical treatment of persistent pockets, but is a meaningful therapeutic alternative.

Germany		blinded		*ITT not done*	
Christodoulide s *et al.*, 2009 Germany	24 (13/11)	80%(PD); Not given	1. 2.	SRP SRP+aPDT *ITT done*	Test group resulted in a significantly higher reduction in bleeding scores compared to control group.
Chondros *et al.*, 2009 Germany	24 (10/14)	80%(PD); Single- blinded	1. 2.	SRP SRP+aPDT *ITT done*	Significantly higher reduction of bleeding scores and also reduction in *F.nucleatum* and *E.nodatum* in the test group at 3 months.

ITT: Análise de intenção de tratar; Poder &Evinculação: Poder do estudo &Tipo de cegamento

O controlo adequado da placa bacteriana é essencial para os pacientes durante a terapia periodontal de suporte. A identificação da placa dentária clinicamente invisível foi considerada possível quando os espectros LIAF excitados por laser de díodo de 404 nm foram registados in situ a partir da placa dentária (0-3 graus do índice de placa) acumulada na superfície do dente num grupo de 200 pacientes, o que foi posteriormente validado em 100 pacientes. O pico de emissão proeminente a 510 nm com um pico satélite a cerca de 630 nm observado no caso da placa clinicamente invisível (grau 1) foi utilizado para a diferenciar da placa de grau 0, que tem um único pico a cerca de 500 nm. Verificou-se uma tendência decrescente do valor do rácio da intensidade da fluorescência (F510/F630) com o aumento do grau da placa. Além disso, a AUC mostra uma boa discriminação entre as placas de grau 0 e de grau 1 utilizando o novo padrão de referência do rácio de fluorescência proposto para a classificação da placa. Ao contrário dos índices de placa convencionais, os dados aqui apresentados são fiáveis e reprodutíveis, podendo ser armazenados para documentação clínica, ao passo que as imagens das alterações espectrais e dos valores do rácio nos locais afectados pela placa podem ser utilizadas para educação e motivação dos doentes. O significado clínico deste estudo é que a técnica aqui apresentada pode ser mais desenvolvida para que os clínicos identifiquem com precisão quantidades mínimas de placa bacteriana sem a utilização de soluções reveladoras e para que os doentes compreendam a necessidade de uma higiene oral e de práticas de cuidados domiciliários adequadas. Os doentes com periodontite crónica que estavam a fazer terapia de manutenção após SRP com ou sem aPDT também foram avaliados quanto ao controlo da placa bacteriana utilizando esta técnica. (Capítulo 7)

É de salientar que uma única sessão de aPDT realizada neste ensaio clínico aleatório e controlado pode demonstrar uma melhoria significativa nos resultados clínicos, baseados no paciente e microbianos, em comparação com a SRP convencional e, por conseguinte, pode ser proposta como um adjuvante da SRP, a fim de melhorar os resultados do tratamento da periodontite crónica. No entanto, este estudo teve algumas limitações. Não estavam disponíveis calibrações de pressão para avaliar os parâmetros clínicos e a PI diferiu significativamente na linha de base nos grupos de teste e de controlo. Apesar disso, a melhoria global dos parâmetros clínicos no grupo de teste sugere que a aPDT com SRP é de facto eficaz no tratamento da periodontite. A perceção dos pacientes em relação ao aPDT deve ser cuidadosamente interpretada com base nas caraterísticas específicas da população-alvo, tais como a literacia, o nível de leitura e o período de recordação. Uma vez que a doença periodontal não é causada por alguns agentes patogénicos, mas sim por um consórcio de bactérias na placa bacteriana e porque muitas delas não são cultiváveis anaerobicamente, as alterações microbianas relatadas neste estudo devem ser entendidas nesse contexto. Embora o diagrama de dispersão do rácio LIAF apresente um novo algoritmo para discriminar a placa bacteriana, é necessário ter cuidado quando se encontram superfícies dentárias com cáries, fracturas ou manchas extrínsecas ou placa de grau 1, uma vez que estas podem ser mal interpretadas como placa de grau 3, se tiverem sido detectadas há muito tempo e estiverem maduras.

Perspectivas futuras

Embora tenham sido obtidos resultados encorajadores com uma única sessão de aPDT em locais com periodontite crónica, existe potencial para desenvolver mais esta técnica de várias formas. Em primeiro lugar, valeria a pena repetir o aPDT em intervalos frequentes para obter um efeito mais duradouro. Além disso, é necessário efetuar estudos multicêntricos a longo prazo com aPDT para avaliar esta nova modalidade de tratamento numa população mais vasta. O efeito da aPDT tem de ser avaliado mais aprofundadamente em doentes diabéticos e em doentes que também estejam a tomar imunossupressores para melhorar a sua generalização a diferentes populações. Uma vez que existe um papel significativo do componente imune-inflamatório na periodontite, os parâmetros imunológicos também devem ser avaliados no futuro em doentes com aPDT. Há mais trabalho a ser feito para avaliar os novos fotossensibilizadores em laboratório e em ambientes clínicos. O padrão de distribuição dos agentes patogénicos periodontais e a sua associação com a doença periodontal devem ser estudados com mais pormenor, uma vez que isso aumentará o nosso conhecimento das diferenças no papel que desempenham na periodontite com base em variações regionais. O efeito das alterações no período de irradiação em diferentes configurações de densidade de potência do laser deve ser estudado em pormenor. Uma vez que a aPDT se revelou eficaz no tratamento da periodontite crónica, poderão ser testadas no futuro opções mais baratas, como a utilização de díodos emissores de luz (LED) como fonte de luz. Para melhorar a eficiência discriminatória, são necessários mais estudos longitudinais para avaliar as variações no espetro LIAF na presença de cálculo, cemento exposto e manchas. Em conclusão, os resultados globais apresentados nesta tese fornecem novos dados sobre as possibilidades de aPDT na nossa população, bem como a aplicabilidade da espetroscopia de fluorescência na prática clínica para melhorar os resultados do tratamento e a adesão dos pacientes. Sendo estes estudos os primeiros do género na nossa população, oferecem novas vias para a investigação interdisciplinar em colaboração no campo da periodontia e da biofotónica.

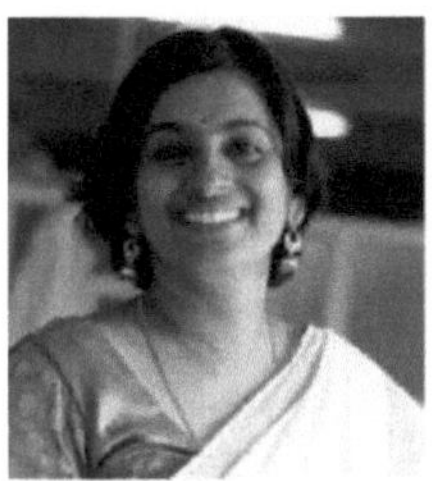

*A Dra. **Betsy Joseph** trabalha* atualmente como Professora Assistente da Divisão de Periodontia, Universidade King Khalid, Abha (Reino da Arábia Saudita). Fez o mestrado em Periodontia na Faculdade de Medicina Dentária do Governo, Trivandrum (Índia), em 2008, e obteve o doutoramento na Faculdade de Medicina Dentária da Universidade de Kerala (Índia), em 2015, pelo trabalho de doutoramento sobre terapia fotodinâmica e espetroscopia de autofluorescência induzida por laser na gestão da periodontite crónica. Apresentou o seu trabalho e foi convidada como oradora em conferências nacionais e internacionais. Publicou vários artigos científicos em revistas de impacto de alta qualidade e tem mais de 8 anos de experiência de ensino na área da Medicina Dentária. As suas áreas de interesse são o tratamento da periodontite através da terapia fotodinâmica e a deteção do biofilme dentário através da técnica espectroscópica de autofluorescência induzida por laser.

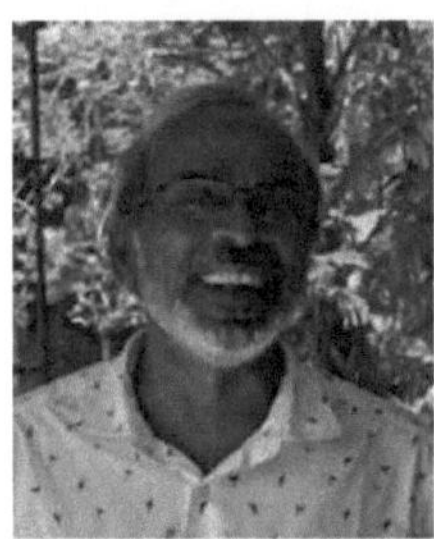

*O **Dr. Subhash Narayanan*** é um cientista premiado da Biofotónica que se tornou empresário e vive atualmente em Bangalore (Índia), com mais de 30 anos de experiência de investigação no Centro Nacional de Estudos das Ciências da Terra (NCESS), Thiruvananthapuram, Índia. Contribuiu imensamente para o desenvolvimento de novas técnicas de espetroscopia ótica para a deteção e tratamento de doenças orais. Tem mais de 40 publicações em revistas de grande impacto e tem 4 patentes a seu crédito. É membro sénior da Head and Neck Optical Diagnostic and Intervention Society (Reino Unido) e vencedor em 2013 do Novartis Oration Award do Conselho Indiano de Investigação Médica (ICMR, Governo da Índia) pelas suas contribuições para a investigação do cancro. Em 2015, fundou a Sascan Meditech Pvt Ltd. e está atualmente empenhado no desenvolvimento de dispositivos de imagiologia multi-espetral para o rastreio do cancro oral e do colo do útero.

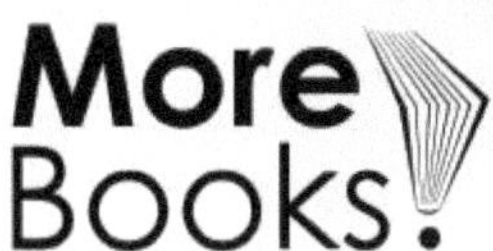

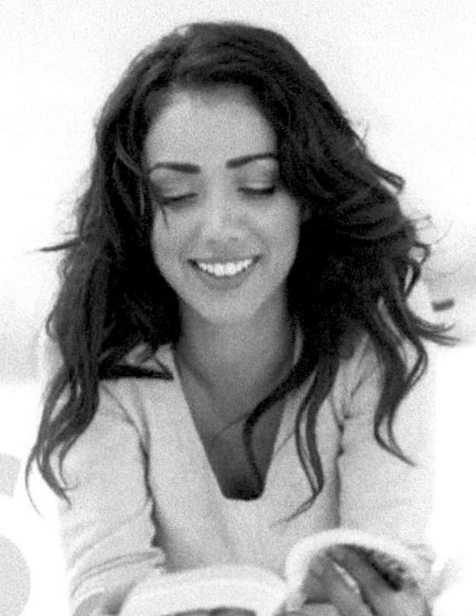

I want morebooks!

Buy your books fast and straightforward online - at one of world's fastest growing online book stores! Environmentally sound due to Print-on-Demand technologies.

Buy your books online at
www.morebooks.shop

Compre os seus livros mais rápido e diretamente na internet, em uma das livrarias on-line com o maior crescimento no mundo! Produção que protege o meio ambiente através das tecnologias de impressão sob demanda.

Compre os seus livros on-line em
www.morebooks.shop

info@omniscriptum.com
www.omniscriptum.com

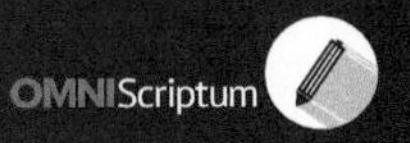

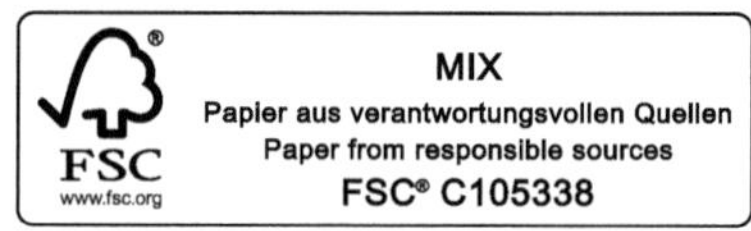

Printed by Books on Demand GmbH, Norderstedt / Germany